Mathias Hirsch

Das Phänomen Liebe

Das Anliegen der Buchreihe BIBLIOTHEK DER PSYCHOANALYSE besteht darin, ein Forum der Auseinandersetzung zu schaffen, das der Psychoanalyse als Grundlagenwissenschaft, als Human- und Kulturwissenschaft sowie als klinische Theorie und Praxis neue Impulse verleiht. Die verschiedenen Strömungen innerhalb der Psychoanalyse sollen zu Wort kommen, und der kritische Dialog mit den Nachbarwissenschaften soll intensiviert werden. Bislang haben sich folgende Themenschwerpunkte herauskristallisiert:

Die Wiederentdeckung lange vergriffener Klassiker der Psychoanalyse – beispielsweise der Werke von Otto Fenichel, Karl Abraham, Siegfried Bernfeld, W. R. D. Fairbairn, Sándor Ferenczi und Otto Rank – soll die gemeinsamen Wurzeln der von Zersplitterung bedrohten psychoanalytischen Bewegung stärken. Einen weiteren Baustein psychoanalytischer Identität bildet die Beschäftigung mit dem Werk und der Person Sigmund Freuds und den Diskussionen und Konflikten in der Frühgeschichte der psychoanalytischen Bewegung.

Im Zuge ihrer Etablierung als medizinisch-psychologisches Heilverfahren hat die Psychoanalyse ihre geisteswissenschaftlichen, kulturanalytischen und politischen Bezüge vernachlässigt. Indem der Dialog mit den Nachbarwissenschaften wieder aufgenommen wird, soll das kultur- und gesellschaftskritische Erbe der Psychoanalyse wiederbelebt und weiterentwickelt werden.

Die Psychoanalyse steht in Konkurrenz zu benachbarten Psychotherapieverfahren und der biologisch-naturwissenschaftlichen Psychiatrie. Als das ambitionierteste unter den psychotherapeutischen Verfahren sollte sich die Psychoanalyse der Überprüfung ihrer Verfahrensweisen und ihrer Therapieerfolge durch die empirischen Wissenschaften stellen, aber auch eigene Kriterien und Verfahren zur Erfolgskontrolle entwickeln. In diesen Zusammenhang gehört auch die Wiederaufnahme der Diskussion über den besonderen wissenschaftstheoretischen Status der Psychoanalyse.

Hundert Jahre nach ihrer Schöpfung durch Sigmund Freud sieht sich die Psychoanalyse vor neue Herausforderungen gestellt, die sie nur bewältigen kann, wenn sie sich auf ihr kritisches Potenzial besinnt.

BIBLIOTHEK DER PSYCHOANALYSE
HERAUSGEGEBEN VON HANS-JÜRGEN WIRTH

Mathias Hirsch

Das Phänomen Liebe

Wie sie entsteht, was sie in der Psychotherapie für Probleme macht und warum sie missbraucht werden kann

Psychosozial-Verlag

Bibliografische Information der Deutschen Nationalbibliothek
Die Deutsche Nationalbibliothek verzeichnet diese Publikation in der Deutschen Nationalbibliografie; detaillierte bibliografische Daten sind im Internet über http://dnb.d-nb.de abrufbar.

2. Auflage 2024

E-Mail: info@psychosozial-verlag.de
www.psychosozial-verlag.de

Umschlagabbildung: Gustav Klimt, *Der Kuss*, 1907/08
Umschlaggestaltung & Innenlayout nach Entwürfen von Hanspeter Ludwig, Wetzlar
Satz: metiTec-Software, me-ti GmbH, Berlin
www.me-ti.de
ISBN 978-3-8379-2761-0 (Print)
ISBN 978-3-8379-7368-6 (E-Book-PDF)

Inhalt

Einleitung

Aggression, vom Affekt der Wut begleitet, drängt zur Handlung und hat ein Ziel; bestenfalls verhindern Über-Ich und Ideal-Ich das Schlimmste. Auch Sexualität »will nur das Eine«, hat ein Ziel; beide sind ja auch im Freud'schen Sinne Triebe. Aber die Liebe? Im aggressiven und sexuellen Handeln gibt es klare Rollen von Tätern[1] und Opfern, in der Liebe nicht. Ist der Liebende Täter, die Geliebte Opfer? Ist es nicht – im Erleben der Beteiligten – eher umgekehrt, ist der Liebende (der eigentlich Aktive) nicht Opfer der Macht des Geliebten, die jener ihr gibt, der er sich aussetzt? Ist man nicht, wenn man liebt, hin- und hergerissen zwischen Handlungsimpuls und Hemmung, Nähewunsch und Zurückweichen, Grandiosität und Minderwertigkeit? Patrick Süskind (2005, S. 7) schreibt:

> »Seit dem Anbeginn der Kulturgeschichte [hat sich] der Mensch als Künstler und seit Orpheus' Zeiten der Mensch als Dichter mit wenigem so beharrlich beschäftigt [...] wie mit der Liebe. Denn Dichter schreiben ja bekanntlich nicht über das, worüber sie Bescheid wissen, sondern über das, worüber sie nicht Bescheid wissen, und dies aus Gründen, über die sie wiederum nicht Bescheid wissen, aber unbedingt ganz genau Bescheid wissen wollen. Das Nicht-Bescheid-Wissen, das Ich-weiß-nicht-was-soll-es-bedeuten ist der primäre Impetus, der sie überhaupt erst zum Griffel, zur Feder oder zur Leier greifen läßt.«

1 Aus Gründen besserer Lesbarkeit wird im gesamten Buch auf eine gegenderte Schreibweise verzichtet. Wenn vom klassischen Liebesverhältnis zwischen Mann und Frau die Rede ist oder explizit die männliche oder weibliche Form (z. B. der Liebende und die Geliebte) verwendet wird, dann sind immer alle möglichen Beziehungskonstellationen wie auch alle Geschlechter impliziert.

Roland Barthes (1988 [1977], S. 243) will nicht darüber nachdenken: »Was ich über Liebe denke? – Kurzgesagt nichts. Ich möchte zwar wissen, *was das ist,* aber wenn ich darin befangen bin, nehme ich sie nur in ihrer Existenz, nicht in ihrer Essenz wahr.«

Die Liebe scheint sich in einem merkwürdigen Übergangsraum zwischen Traum und Realität, Phantasie und Wahn, Hochgefühl und Depression, Glück und Angst zu bewegen. Sie ist gleichsam aus Komponenten zusammengesetzt: Sie enthält Zärtlichkeit und sexuelles Begehren, basale Bindungsbedürfnisse und Erotik, Lust und Schmerz. Und bald tritt die eine, bald die andere Komponente hervor, ihre Vermischung erzeugt Verwirrung, verlangt einen Ausweg, ist man doch gefangen wie in einer Falle. In seinen wunderbaren, teils ironischen, teils ernsthaften *Fragmenten einer Sprache der Liebe* bringt es Barthes (ebd., S. 256) auf den Punkt, wenn er an dieser Stelle auch nicht alles erfasst:

> »Es gibt nicht nur ein Zärtlichkeitsbedürfnis, sondern auch das Bedürfnis, selbst zärtlich zum Anderen zu sein: Wir schließen uns in eine Güte auf Gegenseitigkeit ein, wir bemuttern uns abwechselnd; wir kehren zur Wurzel jeder Beziehung zurück, dorthin, wo Bedürfnis und Begierde zusammentreffen. Die zärtliche Geste sagt: Verlange von mir, was du willst, das deinen Körper in den Schlaf wiegen kann, aber vergiß auch nicht, daß ich dich ein wenig, leichthin begehre, ohne *sofort* etwas haben zu wollen. Die sexuelle Lust ist nicht metonymisch: Einmal entfacht, wird sie verausgabt: Das war das verbotene Fest, das, durch zeitweilige, überwachte Aufhebung immer hinter verschlossenen Türen zustande kommt. Die Zärtlichkeit dagegen ist lediglich unendliche, unersetzliche Metonymie: Die Geste, die Episode der Zärtlichkeit (der köstliche Einklang eines Abends) kann nur unter erschütternden Schmerzen abgebrochen werden.«

Metonymisch bedeutet dies: Zärtlichkeit steht für vieles andere, sexuelle Lust ist nur diese.

Woher gewinnt man nun Nachrichten über die Liebe? Wieder ist es Barthes (ebd., S. 21f.), der hier weiterhilft und die Quellen nennt:

> »Da ist, was sich aus einer systematischen Lektüre ergeben hat, der des *Werther*. Da ist, was aus wiederholter Lektüre hervorgegangen ist: das *Symposion* von Plato, Zen-Texte, die Psychoanalyse, manche Mystiker, Nietzsche, die deutschen ›Lieder‹. Da ist, was aus der Gelegenheitslek-

türe stammt, was aus der Unterhaltung mit Freunden stammt. Da ist schließlich, was aus meinem eigenen Leben stammt.«

Wie sollte man (ich) über Liebe nachdenken und schreiben, ohne aus der Unmenge von Geschriebenem (das heißt aber auch wieder nur aus einer geringen Auswahl), zu schöpfen.

Sigmund Freud fällt es nicht leicht, sexuellen Trieb von dem komplexeren Beziehungsgeschehen der Liebe zu differenzieren. Die Objektliebe ist eben eine sexuelle, und erst in *Triebe und Triebschicksale* (Freud, 1915c) nähert er sich einer Auffassung der Liebe, die als ein affektives Beziehungsgeschehen verstanden wird; Freud (ebd., S. 230; Hervorh. M. H.) findet »die adäquateste Verwendung des Wortes ›Lieben‹ in der *Beziehung* des Ichs zu seinem Sexualobjekt«, auch wenn er damit die »Synthese aller Partialtriebe der Sexualität unter dem Primat der Genitalien und im Dienste der Fortpflanzungsfunktion« meint und so das weite Spektrum der Liebe arg reduziert. Martin Bergmann (1994 [1987], S. 246) erweitert es wieder:

> »Libido und Liebe bedeuten nicht mehr dasselbe. Durch den Sexualtrieb als solchen ist das Wesen der Liebe nicht zu erklären. Diese Neuformulierung ist von größter Bedeutung, denn von nun an ist die Liebe ein Affekt und gehört in die Sphäre des Ichs.«

Auch Ethel Person (1990 [1988], S. 101) differenziert Sexualität und Liebe:

> »Sexuelle Begierde ist vor allem auf den Liebesakt als solchen gerichtet. […] In der romantischen Liebe dagegen geht es nicht nur um die Befriedigung eines körperlichen Dranges, sondern um die Person, den Anderen. In der Liebe ist es die eine, bestimmte Person, die begehrt wird, und zwar vor allem auf Grund der Eigenschaften, die das Besondere an ihr ausmachen, und nicht so sehr wegen der Merkmale, die sie mit anderen Angehörigen ihres Geschlechts gemeinsam hat. Liebende wünschen sich die geschlechtliche Vereinigung als Symbol und Mittel der ersehnten seelischen Vereinigung.«

Wir werden sehen, dass es jedoch nicht einfach die Eigenschaften der geliebten Person sind, es sind vielmehr die *Vorstellungen*, die sich der Liebende macht, das *Bild* von der Geliebten.

Wichtige Entdeckungen Freuds betreffen unbestritten die Wahl des Liebesobjekts (wenn auch als Sexualobjekt gedacht): Schon in den *Drei Abhandlungen zur Sexualtheorie* (Freud, 1905d, S. 123) versteht er die frühe Mutter-Kind-Beziehung als Vorbild für die spätere Liebesbeziehung: »Nicht ohne guten Grund ist das Saugen des Kindes an der Brust der Mutter vorbildlich für jede Liebesbeziehung geworden. Die Objektfindung ist eigentlich eine Wiederfindung.« Bergmann (1994 [1987], S. 225) nennt es »das von Freud enträtselte Geheimnis des Liebesglücks. Liebe ist die Wiederherstellung eines verlorenen Glücks.«

Und so fällt auf, dass Barthes (1988 [1977]) in seinen *Fragmenten* insgesamt 16-mal auf die Mutter-Beziehung hinweist bzw. Liebe auf ein derart frühes Mutterglück zurückführt. Während Freud fast immer Beziehungsschicksale als Triebschicksale begreift, »Liebe« also immer auf den sexuellen Trieb zurückführt, unterscheidet John Bowlby (1975 [1969]) – und es hat Jahrzehnte gedauert, bis die psychoanalytische Community ihm darin folgen konnte – zwischen primärem Bindungsbedürfnis und Sexualität. Während Beziehungsqualitäten sich vordem auf den sexuellen Trieb sozusagen aufpfropften, denkt man es nun umgekehrt: Sexualität, auch die des Kindes, setzt sich wie ein Beifahrer auf das basale Bindungsbedürfnis und die schon bestehenden Bindungs- und Beziehungsmuster drauf. Dadurch eröffnet sich auch die Möglichkeit, bestimmte Beziehungsqualitäten, sogar sexuelle, auf mehr oder weniger gute oder aber traumatisierende Beziehungserfahrungen zurückzuführen, und man muss das »Triebschicksal« nicht mehr als quasi biologisch determiniert verstehen. Schon lange ist zum Beispiel Masochismus auf die real erfahrene Verbindung von Liebe und Gewalt zurückgeführt worden, zum Beispiel von Bernhard Berliner (1947).

> »Diese Bindungstheorie konfrontiert uns mit einer Quelle der Liebe, die zwar biologische Determinanten hat, die aber dennoch auf kindlichen Erfahrungen aufbaut. Es sind die emotionalen Bindungserfahrungen, bevorzugt die zwischen Kleinkind und Mutter, die das Verhältnis von Distanz zu Nähe oder die Strukturierung von Selbst und Objektrepräsentanzen regeln. […] Bowlby grenzt das Bindungsstreben als motivationales Muster von der Sexualität als Motiv ab. Damit wird die Liebe zumindest zweidimensional« (Hohage, 1997, S. 14).

Für Roderich Hohage (ebd., S. 15f.) tritt neben den Sexualtrieb und das Bindungsbedürfnis ein Drittes hinzu: die Erotik, die er einmal als erotisches *Sehnen* (auf das wir als Liebessehnsucht zurückkommen werden) und andererseits als erotische *Spannung* versteht. Letztere ist besonders in der Adoleszenz wichtig für das Experimentieren mit dem Anderssein des anderen Geschlechts im Rahmen der Loslösung und Individuation bzw. der Identitätsentwicklung.

Das Gestalten der Liebesbeziehung nach alten Mustern früher Mutter-Kind-Erfahrungen ist ja nicht etwa ein Wiederherstellen eines harmonischen Paradieszustands. Gerade für die ersten Lebensmonate müssen wir Zustände von extremer Angst und Verwirrung, geradezu Todes- und Vernichtungsangst annehmen, die nicht immer gleich durch mütterliche Zuwendung gemildert werden können. Und so finden wir eben dieses Zwillingspaar von Lust und Leid, Lust und Schmerz in der Liebe wieder, untrennbar verbunden, wie es die Dichter, die die Liebe endlos besangen, längst wussten:

> »Wenn Liebe süß ist, woher kommt dann meine Pein?
> Wenn bitter, wie kann sie dann so beglückend sein?
> Wenn ich freudig leide, was sollte ich klagen,
> mit eitlem Jammer mein Schicksal tragen?
> So sanft ist der Pfeil, so lieblich der Schmerz:
> Wohlig erschauert mein getroffenes Herz«
> (Lied aus Purcells Oper *Fairy Queen*, zit. n. Person, 1990 [1988], S. 93).

I. Liebe

Die gefährliche Überhöhung des geliebten Objekts: Verliebtheit und Wahn

> »Ein Rausch sei das Verliebtsein, sagt Sokrates in *Phaidros*, eine Krankheit, ein Wahnsinn. Aber eben kein schlechter Rausch, fügt er hinzu, sondern der beste Rausch, den es gäbe. Und keine verderbliche Krankheit und kein eigentlich menschlicher Wahn im pathologischen Sinne, sondern eine vom Göttlichen inspirierte, zum Göttlichen sich sehnende *mania*, ein göttlicher Wahnsinn, der der im irdischen verhafteten Seele Schwingen verleihe« (Süskind, 2005, S. 10).

Der Wahn liegt darin, dass das Objekt der Verliebtheit kaum einer Realitätsprüfung unterliegt; Freud (1921c, S. 123f.) spricht vom »Phänomen der Sexualüberschätzung«, die dazu führt, »daß das geliebte Objekt eine gewisse Freiheit von der Kritik genießt, daß alle seine Eigenschaften höher eingeschätzt werden als die ungeliebter Personen oder als zu einer Zeit, da es nicht geliebt wurde.« Offenbar knüpft Barthes (1988 [1977], S. 182) daran an, wenn er recht ironisch schreibt:

> »Der Liebende deliriert (es kommt bei ihm zu einer ›Grundverschiebung des Wertgefühls‹); aber sein Wahn ist dumm. Was gäbe es Dümmeres als einen Liebenden? [...] Der *daimon* des Sokrates [...] flüsterte ihm zu: ›Nein‹. Mein *daimon* ist im Gegenteil meine Dummheit: Wie der Nietzsche'sche Esel sage ich, im Banne meiner Liebe, zu allem ja.«

In seiner Arbeit *Massenpsychologie und Ich-Analyse* ringt Freud (1921c) um die Klärung der Frage, was denn mit dem Liebenden angesichts des

Liebesobjekts geschieht. Zuerst einmal: Die Idealisierung fälscht das Urteil über das Liebesobjekt. Freud spricht es nicht direkt aus, bezeichnet aber eine Art von phantasmatischer Verschmelzung zwischen Subjekt und Objekt, wenn er meint,

> »daß das Objekt so behandelt wird, wie das eigene Ich, daß also in der Verliebtheit ein größeres Maß narzißtischer Libido auf das Objekt überfließt. [...] Man liebt es wegen der Vollkommenheiten, die man für das eigene Ich angestrebt hat und die man sich nun auf diesem Umweg zur Befriedigung seines Narzißmus verschaffen möchte« (ebd., S. 124).

Nicht nur das Liebesobjekt ist idealisiert, auch das Subjekt selbst setzt an zu – selbstverliebten – Höhenflügen. Dann aber kommt es wieder zur Trennung: Wenn die narzisstische Libido auf das Objekt überfließt, wird das Ich des Liebenden immer kleiner:

> »Das Ich wird immer anspruchsloser, immer bescheidener, das Objekt immer großartiger, wertvoller; es gelangt schließlich in den Besitz der gesamten Selbstliebe des Ichs, so daß dessen Selbstaufopferung zur natürlichen Konsequenz wird. Das Objekt hat das Ich sozusagen aufgezehrt. Züge von Demut, Einschränkung des Narzißmus, Selbstbeschädigung sind in jedem Fall von Verliebtheit vorhanden« (ebd.).

Freud sieht noch einen anderen Aspekt: Zu einer Zeit, in der er den Begriff Über-Ich noch nicht gefunden hatte und stattdessen »Ich-Ideal« und Gewissen verwendet, verschwimmt der Begriff des Über-Ich mit dem des Ideal-Ich, also der Instanz, die sich vorstellt, wie das Ich idealerweise beschaffen sein sollte (das Ich stellt fest, dass es diesen Ansprüchen nicht genügt, dass es also anders *ist*, als es sein sollte, aus dieser Spannung zwischen Ideal-Ich und realem Ich entsteht der Affekt der Scham). Freud (ebd., S. 125; Hervorh. i. Orig.) stellt sich vor, dass in der Verliebtheit das Ich-Ideal (Über-Ich) versagt:

> »Es schweigt die Kritik, die von dieser Instanz ausgeübt wird; alles, was das Objekt tut und fordert, ist recht und untadelhaft. Das Gewissen findet keine Anwendung auf alles, was zugunsten des Objektes geschieht; in der Liebesverblendung wird man reuelos zum Verbrecher. Die ganze Situation läßt sich restlos in eine Formel zusammenfassen: *Das Objekt hat sich an die Stelle des Ich-Ideals gesetzt.*«

Das meint Barthes, der »seinen Freud« ja kennt, mit dem Nietzsche'schen Esel: Der Verliebte sagt »zu allem ja«.

Freud (ebd., S. 126; Hervorh. i. Orig.) fragt sich darüber hinaus, ob die Identifizierung mit dem geliebten Objekt nicht noch weiter gehen kann, »nämlich *ob das Objekt an die Stelle des Ichs oder des Ich-Ideals gesetzt wird*«. Das Liebesobjekt hat also nicht nur das Über-Ich ersetzt, sondern das Ich geht in ihm völlig auf; hier haben wir wieder das Verschmelzungsmoment der (ineinander) Verliebten. Freud (ebd., S. 126) findet Übereinstimmungen der »Verrücktheit« der Verliebten mit der Hypnose:

> »Dieselbe demütige Unterwerfung, Gefügigkeit, Kritiklosigkeit gegen den Hypnotiseur wie gegen das geliebte Objekt. Dieselbe Aufsaugung der eigenen Initiative; kein Zweifel, der Hypnotiseur ist an die Stelle des Ich-Ideals getreten. [...] Der Hypnotiseur ist das einzige Objekt, kein anderes wird neben ihm beachtet. [...] Die hypnotische Beziehung ist eine uneingeschränkte verliebte Hingabe bei Ausschluß sexueller Befriedigung, während eine solche bei der Verliebtheit doch nur zeitweilig zurückgeschoben ist und als spätere Zielmöglichkeit im Hintergrunde verbleibt.«

Barthes bemerkt, dass *diese* Art von Wahn durchaus gesellschaftsfähig ist; anscheinend erkennt sich jeder in ihm wieder, anders als im pathologischen Wahn, von dem man sich als etwas Fremdem vehement abgrenzen muss. »Die Liebesleidenschaft ist ein Wahnzustand; aber der Wahn ist kein unbekannter; alle Welt spricht davon, er ist fortan gezähmt« (Barthes, 1988 [1977], S. 102). Und:

> »Ich bin verrückt, weil ich verliebt bin, ich bin es nicht, weil ich es aussprechen kann, mein Bild verdoppelt sich: In meinen eigenen Augen wahnwitzig (ich kenne meinen Wahn), lediglich unvernünftig in denen des Anderen, dem ich meine Verrücktheit sehr einsichtig gestehe: mir dieser Verrücktheit bewußt, sie in Sprache bannend. [...] Jeder Liebende ist verrückt, glaubt man, vermag man sich aber auch einen liebenden Verrückten vorzustellen? Durchaus nicht. Ich bin nur zu einer armseligen, unvollständigen, *metaphorischen* Narrheit berechtigt: Die Liebe macht mich *gleichsam* verrückt, [...] meine Verrücktheit, schlichte Unvernunft ist platt, sogar verborgen; überdies vollständig von der Kultur gedeckt: sie flößt keine Angst ein« (ebd., S. 240).

Verliebtheit hält nicht lange an, es scheint ihr regelmäßiges Schicksal zu sein, nach kurzer Dauer zu schwinden. Natürlich wird die realitätsferne Idealisierung des Liebesobjekts nicht lange der realen Erfahrung mit ihm standhalten; es scheint mir, als ob die Evolution die Möglichkeit des wahnhaften Verliebtseins, das die Realität des Anderen ausblendet, wie absichtlich geschaffen hat, *damit* letztlich Paarung, Sexualität und damit der Fortbestand der Menschheit gewährleistet sind. Ohne Liebesillusion würde man um das Objekt, dessen Realität man sofort erfasste, einen großen Bogen machen. Oder, milder gedacht: Wenn die Sexualität des Menschen nicht mehr instinktgesteuert, automatisch, ihr Objekt findet, so muss so etwas wie Verliebtheit installiert werden, damit ein Paar zueinanderfindet. Die Aufgabe (oder das wünschenswerte Schicksal der Liebenden) wäre, dass sich die heftige Verliebtheit in eine dauerhafte Liebe verwandeln kann.

> »In der Regel hält die überwältigende Intensität der Leidenschaft länger an, wenn der Verbindung der Liebenden äußere Hindernisse im Wege stehen – wie etwa die strengen Konventionen der [...] Gesellschaft, die Unmöglichkeit alltäglichen Zusammenseins in außerehelichen Liebesaffären, in der Lebenssituation der Liebenden begründete oder von der Familie ausgehende Zwänge. Steht der Liebe dagegen äußerlich nichts im Wege, erweist es sich oft bald als schwierig, die Leidenschaft am Leben zu halten« (Person, 1990 [1988], S. 92f.).

Person (ebd., S. 250) ist in Bezug auf die Entidealisierung optimistisch: Wenn die Liebe, das heißt die Verliebtheit, nicht völlig blind gemacht hat, »wenn die geliebte Person nicht völlig überhöht gesehen wird, kann die Idealisierung – und damit die Liebe – durchaus andauern«. Liebe, Alltagsrealität und Sexualität zu integrieren, ist ja keine leichte Aufgabe: »Das vollständige Ineinandergreifen von Erotik und sexueller Befriedigung, das sind die Sternstunden der Liebe« (Hohage, 1997, S. 16).

Das große Rätsel: Warum gerade er oder sie?

»Etwas Rätselhaftes scheint der Liebe anzuhaften, etwas, das man nicht ganz genau wissen und nur unzulänglich erklären kann« (Süskind, 2005, S. 8). Es bleibt ein Rätsel, wie auch Barthes (1988 [1977], S. 39) zugibt:

> »Da liegt ein tiefes Rätsel verborgen, für das ich den Schlüssel niemals auffinden werde: Warum begehre ich gerade Ihn [sic!]? Warum begehre ich ihn unablässig, sehnend? Begehre ich ihn als Ganzes (eine Silhouette, eine Form, ein Gesichtsausdruck) oder nur einen Teil dieses Körpers?«

Das Rätsel wird nicht kleiner, wenn man nach dem Typ fragt: »Das ist mein Typ« oder: »Das ist gar nicht mein Typ«. Wie oft aber hört man Liebende erstaunt sagen: »Ich habe mich total verliebt, dabei ist er gar nicht mein Typ!« (Übrigens sagen das sehr häufig Patientinnen oder Analysandinnen, die sich in ihren Therapeuten oder Analytiker verliebt haben [vgl. Löwer-Hirsch, 2017 (1998)]. Die Liebesübertragung macht auch vor dem Nicht-Typ nicht Halt.) Folglich fragt Barthes (1988 [1977], S. 44) mehr rhetorisch, er erwartet gar keine Antwort: »Liegt das daran, daß meine Begierde, wie besonders sie auch sein mag, einem Typus gilt? Meine Begierde ist also einzuordnen?«

Eine Frau ist mit einem Mann zusammen. Sie trennt sich, weil sie sich in einen anderen verliebt hat. Die Freundinnen lernen den Neuen kennen und sagen: »Aber er sieht doch ganz genauso aus, da hättest du doch beim ersten bleiben können!« – Eben nicht.

Barthes (ebd., S. 45) kommt auf den Wahn zurück: »Die Atopie [also die Ortlosigkeit, das nicht Einzuordnende] des Anderen überrasche ich auf seinem Gesicht, und zwar immer dann, wenn ich darin seine Unschuld, seine große Unschuld lese: Er weiß nichts von dem Bösen, das er mir antut.« Der Liebende registriert zwar unangenehme Charakterzüge (»indiskret, durchtrieben, faul«, ebd.), aber das wahnhafte Erkennen seiner Unschuld bringt die Vernunft zum Schweigen. Barthes (ebd., S. 131) geht weiter auf die Suche:

> »Was mich am Anderen abrupt berührt (mich hinreißt), ist die Stimme, der Abfall der Schultern, die Zartheit der Silhouette, die Wärme der Hand, der Ausdruck eines Lächelns usw. […] Irgendetwas paßt sich genau meinem Verlangen an (das ich gar nicht kenne); ich nehme also nicht die geringste Rücksicht auf Stil. Beim Anderen ist es bald die Übereinstimmung mit einem großen kulturellen Modell, die mich hinreißt […], bald ist es umgekehrt eine gewisse Ungeniertheit der äußeren Erscheinung, die in mir die Wunde aufbrechen läßt: Ich kann mich in eine leicht vulgäre Pose verlieben […]: es gibt feine, fließende

> Trivialitäten, die am Körper des Anderen rasch ineinander übergehen.«

Schließlich aber sieht sich Barthes (ebd., S. 218)

> »in den folgenden Widerspruch verstrickt: Einerseits glaube ich, den Anderen besser zu kennen als irgend jemand sonst und bestätige ihm das triumphierend: ›Ich, ich kenne dich. Nur ich kenne dich wirklich!‹; und andererseits wird mir häufig handgreiflich klar: Der Andere ist undurchdringlich, unauffindbar, unheilbar; ich kann ihn mir nicht öffnen, nicht in seinen Ursprung eindringen, das Rätsel nicht lösen.«

Das Bild, die Vorstellung von der geliebten Person

»Ich stand in dunklen Träumen
und starrt' ihr Bildnis an,
und das geliebte Antlitz,
heimlich zu leben begann.«

Heinrich Heine (1997 [1827], S. 119)
Die Heimkehr *in* Buch der Lieder

Barthes (1988 [1977], S. 132, Hervorh. i. Orig.) sagt: »Wir lieben zuerst *ein Bild.* [...] Das Bild *heiligt* das Objekt, das ich lieben werde.« Der Held Tamino in Mozarts *Zauberflöte* fällt in Ohnmacht, drei Damen, Abgesandte der großen Fürstin, der Königin der Nacht, überreichen ihm ein Bild ihrer Tochter Pamina – augenblicklich verliebt sich Tamino in dieses Bild (oder in diese Frau?). Er singt:

»Dies Bildnis ist bezaubernd schön,
Wie noch kein Auge je gesehn!
Ich fühl es, wie dies Götterbild
Mein Herz mit neuer Regung füllt.
Dies Etwas kann ich zwar nicht nennen,
Doch fühl ich's hier wie Feuer brennen.
Soll die Empfindung Liebe sein?
Ja, ja! Die Liebe ist's allein!
O wenn ich sie nur finden könnte!
O wenn sie doch schon vor mir stände!

> Ich würde – würde – warm und rein –
> Was würde ich? – Ich würde sie voll Entzücken
> An diesen heißen Busen drücken,
> Und ewig wäre sie dann mein«
> (Schikaneder, 1979 [1791], 1. Aufzug, 4. Auftritt, No. 3 Aria, S. 17).

Ich denke, es ist nicht einmal das Bild, in das man sich verliebt, es ist die Phantasie, die man mit dem Bild verbindet oder die vom Bild ausgelöst wird, also ist es nicht das Bild, sondern das innere Bild vom Bild. Sagt man: »Sie sieht aus wie eine westfälische Bauerntochter!« – »Er sieht aus wie ein pensionierter Sportlehrer!«, gibt es diese Typisierungen nicht wirklich, man folgt den *Vorstellungen*, die man von ihnen hat. So ist es ja auch mit der Person, in die man sich verliebt: Es ist gar nicht der Mensch, den man kaum kennt (aber blitzschnell sozusagen diagnostiziert hat), es ist die Vorstellung von ihm, die man sich phantasmatisch macht.

Donna Tartt (2015 [2013], S. 999) erinnert in ihrem Roman *Der Diestelfink* an Proust:

> »Selbst Proust – da ist die berühmte Passage, in der Odette die Tür öffnet, sie ist erkältet, schlecht gelaunt, ihr Haar ist offen und unfrisiert, ihre Haut fleckig, und Swann, der sich bis zu diesem Augenblick nie für sie interessiert hat, verliebt sich in sie, weil sie aussieht wie ein Botticelli-Mädchen auf einem leicht beschädigten Fresco. Das Proust selbst nur als Reproduktion kannte. Das Original, in der sixtinischen Kapelle, hat er nie gesehen. Dennoch – der ganze Roman dreht sich in mancher Hinsicht um diesen Augenblick. Und die Beschädigung ist Teil der Anziehungskraft, die fleckigen Wangen auf dem Gemälde. Selbst über eine Kopie vermochte Proust dieses Bild neu zu träumen und die Wirklichkeit damit neu zu formen, etwas ganz Eigenes daraus in die Welt zu ziehen.«

Ein junger Arzt übernimmt die Vertretung für einen älteren Kollegen in dessen Landpraxis, er nimmt ein Zimmer zur Untermiete und verliebt sich unsterblich in die – verheiratete – Vermieterin. Die Liebe ist gegenseitig, leidenschaftlich, sie zeugen ein Kind – die Frau will sich jedoch nicht aus der Ehe und allem, was damit zusammenhängt, trennen. Auf dem Kaminsims steht ein Bild, das Foto einer sehr jungen, vielleicht 18-jährigen Frau. Es ist die Nichte der Geliebten, sie hat vielleicht eine gewisse Ähnlichkeit mit der Tante. Der junge Mann verliebt sich – da er die Geliebte nicht bekommen kann – in das Bild, er beginnt, dem Mädchen Liebesbriefe zu schreiben – er hat sie nie gesehen. Nach weniger als einem Jahr heiratet ein – vorerst – glückliches Paar.

Es ist nicht nur das Bild, hinzu kommt die Vermittlung durch eine andere Person, keineswegs eine Unbeteiligte. In beiden Fällen sind es Mutterfiguren: Die Königin der Nacht verfolgt ihre eigenen Pläne (Tamino soll ihre Tochter aus den Händen Zarastros befreien, zum Lohn würde er sie bekommen), im eben beschriebenen, alltäglicheren Fall mildert die mütterliche Geliebte, die Tante, die Enttäuschung des Liebhabers, auch seine Aggression und die eigenen Schuldgefühle durch den dezenten Hinweis auf die Nichte. Und wieder kann Barthes (1988 [1977], S. 149; Hervorh. i. Orig.), der diesen Vorgang *Induktion* nennt, einen hellsichtigen Gedanken beisteuern: Goethes Werther trifft einen Bauernburschen, der ihm gesteht, er habe sich in eine junge Witwe verliebt.

> »Woraufhin Werther nichts weiter übrig bleibt, als sich seinerseits in Lotte zu verlieben, und Lotte selbst wird ihm bezeichnet, bevor er sie zu Gesicht bekommt; im Wagen, der sie zum Ball führt, sagt ihm eine gefällige Freundin, wie schön Lotte ist. Der Körper, *der geliebt werden will*, ist im Voraus durch das Objektiv eingekreist, gelenkt, einer Art Zoom-Effekt unterworfen, der ihn näher rückt, vergrößert, und das Subjekt verleitet, ihm auf Nasenlänge anzuhaften: Ist das nicht das *funkelnde* Objekt, [...] das mich hypnotisieren, mich gefangen nehmen wird?«

Barthes, der Freud-Kenner, greift auf dessen Idee der Hypnose zurück.

Der Blick: Zwischen zärtlicher Liebe und sexuellem Begehren

Stellen wir uns einen Gangsterfilm vor, der in den USA der 1930er Jahre spielt: Zwei Fähren begegnen sich auf der Fahrt über den See. Der Blick einer jungen Frau in einem wunderschönen Sommerkleid, die an der Reling steht, sie trägt einen weitgeschwungenen Sommerhut, trifft sich mit dem Blick eines perfekt modisch gekleideten Gangsters. Die Fähren fahren aneinander vorbei, der Blick des Gangsters folgt der jungen Frau auf der sich entfernenden Fähre; nie wird er sie wiedersehen. Als sein Leben viele Jahre später in einer Maschinenpistolensalve endet, entsteht vor seinem inneren Auge das Bild jener Frau ... Liebe?

Ein anderes Beispiel: Ein Mann mittleren Alters betritt ein Möbelgeschäft, eine junge Verkäuferin oder Beraterin tritt lächelnd auf ihn zu, die Blicke begegnen sich, etwas entsteht. Die Frau lässt ihren Stift fallen, hebt ihn auf mit den Worten: »Heute ist nicht mein Tag«, der Mann ist verwirrt, er bleibt stumm. Dann wenden sich beide den Möbeln zu. Liebe auf den ersten Blick?

Barthes (1988 [1977], S. 129) kommt wieder auf die Hypnose zurück:

> »Die Liebe auf den ersten Blick ist Hypnose: Ich bin von einem Bild fasziniert: Zuerst erregt, elektrisiert, verwandelt, aufgewühlt, ›betäubt‹, wie es Menon von Sokrates war, dem Urbild aller Liebesobjekte, aller hinreißenden Bilder, oder gar von einer Erscheinung bekehrt, wobei der Pfad der Verliebtheit sich in nichts vom Weg nach Damaskus unterscheidet; später dann wie angeleimt, flachgedrückt, stillgestellt, mit der Nase am Bild (am Spiegel) haftend.«

Es wird ein Rätsel bleiben. Barthes (ebd., S. 158f.; Hervorh. i. Orig.) begibt sich auf die Suche, indem er den Körper untersucht:

> »Sein Körper war in zwei Hälften geteilt: Einerseits sein eigentlicher Körper – seine Haut, seine Augen –, zart, warm; andererseits seine Stimme, kurz, verhalten, Anwandlungen von Abneigung unterworfen, seine Stimme, die nicht bot, was sein Körper bot. […] Kalt musterte ich sein ganzes Gesicht, seinen ganzen Körper: seine Wimpern, seinen Zehennagel, den sanften Schwung seiner Augenbrauen, seiner Lippen, den Schmelz seiner Augen […]; ich war fasziniert […] von dieser Art kolorierter, porzellanener, zu Glas erstarrten Schönheit, in der ich, ohne etwas davon zu verstehen, die *Ursache meiner Begierde* lesen konnte.«

Barthes sieht auf den Körper und findet nicht, was er sucht. Selbst wenn er das Gesicht ansieht, sieht er nur die Wimpern oder die Augenbrauen, gerade noch den »Schmelz seiner Augen«, aber es ist ja nicht der Körper oder das in seine Einzelteile zerlegte Gesicht. Es ist das Gesicht als »Spiegel der Seele«, wie man sagt, der Gesichtsausdruck, seine Ausstrahlung vielmehr; letztlich das, was man in ihm entdeckt oder sehen *will*.

Der Psychologe Alexander Todorov (2017) hat sich sehr mit der Frage beschäftigt, welche Schlüsse wir in Millisekunden aus dem Blick in das Gesicht eines Anderen ziehen (»erster Blick«). Er hebt die Bedeutung des Gesichts für das Kennenlernen eines Menschen hervor und stellt fest, dass es auf den Gesamteindruck ankommt: »Wir betrachten Gesichter anders als jedes andere Objekt. Obwohl wir routiniert über einzelne Elemente wie Augen oder Mund sprechen, nehmen wir Gesichter als einzigartige Gesamtkonfiguration wahr, die nicht auf ihre Bestandteile reduzierbar ist« (Todorov, 2017; zit. n. Herrmann, 2017, S. 38). Das Gesicht erlaubt uns auch, wieder eine Verbindung zur frühen Mutter-Kind-Beziehung herzustellen. Schon junge Säuglinge interessieren sich sehr für Gesichter, als ob sie begierig lernen würden, aus ihnen Nachrichten abzulesen, wie die Befindlichkeit der Bezugsperson, aber vor allem auch wie die eigene Befindlichkeit denn *zu verstehen* ist. Im Gesicht der – liebenden – Mutter spiegeln sich beider Gefühls- und Beziehungsqualitäten (»Affektspiegelung«, Fonagy et al., 2004 [2002]), denn der »Glanz im Auge der Mutter« (Kohut; Winnicott) spiegelt dem Kind doch die Liebe der Mutter zurück. Ist es nicht folgerichtig, dass der Blick des Liebenden auf die Geliebte, besonders in ihr Gesicht, aus dem Wunsch gespeist wird, Bestätigung, Wohlwollen und eben Liebe durch den Anderen wiederzufinden, die es damals einmal gegeben hat, oder wenn es damals zu wenig gab, all das jetzt und immer wieder in der Liebe zu finden? Ich denke, der Blick auf das Gesicht der Geliebten entspricht den *zärtlichen* Liebesbestrebungen, wie Freud (1921c) den nicht-sexuellen Anteil genannt hatte, genau wie der Blick auf die weibliche Brust ein (nur) sexuelles Begehren bedeutet, die Brust, die wie magisch den Blick eines (bedürftigen) Mannes auf sich lenkt, auch wieder anknüpfend an die frühe Mutter-Beziehung, ausgedrückt nun durch ein (perverses) Partialobjekt. Eigentlich ist es Freuds Idee, Liebe in (mindestens) zwei Komponenten zu teilen, nämlich eine zärtliche und eine sexuelle Komponente; heute sagt man das Bindungsbedürfnis und das triebhaft sexuelle, wobei man sich leicht vorstellen kann, das mal das eine, mal das andere die größere Bedeutung hat.

Sigmund Freud: Objektwahl

Eine wichtige Entdeckung Freuds (1914c, S. 156f.) zeigt sich in seinem Versuch, die vielen Möglichkeiten der Wahl eines Objekts (natürlich eine unbewusste Wahl, denn die Liebe oder Verliebtheit *geschieht*, man bewirkt sie nicht) zu systematisieren.

»Man liebt:

1) nach dem narzißtischen Typus:
   a) was man selber ist (sich selbst),
   b) was man selbst war,
   c) was man selbst sein möchte
   d) die Person, die ein Teil des eigenen Selbst war
2) nach dem Anlehnungstypus:
   a) die nährende Frau
   b) den schützenden Mann
   c) und die in Reihen von ihnen ausgehenden Ersatzpersonen.«

Die neue Idee Freuds besteht darin, dass er nicht etwa nur die Objektwahl mit einer Wiederholung einmal gemachter Beziehungserfahrung begründet, vielleicht mit Anlehnung oder Anknüpfung an vergangene Erfahrungen, sondern dass er darüber hinaus eine Objektwahl aufgrund der Selbstrepräsentanzen, des Bildes des eigenen Selbst also, annimmt. Aber wie bei allen Schemata, die reduktionistisch die Wirklichkeit mehr kategorisieren, als dass sie sie abbilden, wird immer eine Mischung verschiedener Komponenten stattfinden, und wir haben ja gesehen, dass gerade in der Liebe die Selbstobjekt-Grenzen schwach sind, der Liebende sich in der Geliebten sieht, sich in der Phantasie geradezu mehr oder weniger verschmolzen erlebt.

Typ 1a: Natürlich kann die Liebe weitgehend einer Selbstliebe entsprechen, im Objekt liebt man sich selbst bzw. lässt man sich sozusagen naht- oder grenzenlos vom Objekt lieben.

Typ 1b: Man verliebt sich in ein Objekt, das dem Bild entspricht, das man von sich selbst in der Vergangenheit, in der Jugend hatte; dementsprechend wird dieser Typus der Objektwahl ältere Menschen (besonders Männer?) betreffen; wir kommen darauf zurück.

Typ 1c: ein Objekt, das so ist (oder erscheint), wie man selbst sein möchte, aber selbst nicht ist, das wäre die Dynamik der Selbstergänzung; in der Freud'schen Terminologie tritt das Liebesobjekt an die Stelle des Ich-Ideals (oder glücklicher Ideal-Ich, denn den Begriff Ich-Ideal verwendete ja Freud für das Über-Ich bevor er letzteren Terminus gefunden hatte). Das betrifft auch besondere Begabungen, zum Beispiel verliebt sich ein musikbegeisterter Laie, der selbst kaum in der Lage war, Musik auszuüben, in eine Musikerin mit der Phantasie, eine Vereinigung würde auch ihm das Ersehnte zur Verfügung stellen. Qualitäten wie größere Bildung, Lebenserfahrung, umgekehrt Jugendlichkeit und Lebendigkeit sollen dem jeweils Anderen zur Ergänzung dienen. Diese oft kollusive Dynamik spielt eine große Rolle in der Liebe (und dann Sexualität) zwischen Autoritätsfiguren und ihren Untergebenen wie Lehrern und Schülerinnen, Professoren und Studentinnen; die entsprechende Dynamik in therapeutischen Beziehungen wird uns später beschäftigen.

Typ 1d: Das Objekt repräsentiert einen Teil des Selbst, den man aufgegeben oder verdrängt (Bergmann, 1994 [1987], S. 239) hat, zum Beispiel Lebensfreude, Aktivität, Optimismus, also Eigenschaften oder Persönlichkeitsmerkmale, die früher einmal zur Verfügung standen. Bergmann (ebd.) verwendet als Beispiel den Narzissmus: »›Ich liebe dich, weil du so narzißtisch bist, wie ich es war, bevor ich meinen Narzißmus verdrängen mußte.‹ Oder: ›Ich liebe dich, weil du so narzißtisch bist, wie ich es niemals zu sein wagte.‹«

Auch die Wahl nach dem Anlehnungstyp speist sich ja aus einem Mangel; die nährende Frau oder der schützende Mann scheinen ja nötig zu sein, wenn man sich selbst zu wenig nähren oder schützen kann. Natürlich sind beide Formen der Objektwahl hoch riskant, denn beim narzisstischen Typus lauert die Enttäuschung, die auf die Idealisierung (womit das Bild des Objekts so geformt wird, wie ich es, das Objekt, verwenden möchte) folgt, und auch wenn die Objektwahl nach dem Anlehnungstypus erfolgt, lauern Enttäuschungswut, Eifersucht und, gemäß dem Freud'schen Denken, ödipale bzw. Inzestkonflikte, wenn man die »nährende Mutter« oder den »schützenden Vater« im Geliebten gewählt hat. Wieder sehen wir, dass die Liebe sich nie, jedenfalls nicht auf Dauer, konfliktfrei und harmonisch vollzieht, Ambivalenzen, Aggressionen, Angst und Frustration (»Liebesleid und Liebesschmerz«) sind stets mit ihr verbunden.

Bedingungen der Liebesobjektwahl

Über Freuds Schema hinaus wird es vielfältige Konstellationen der Objektwahl und vielfältige Funktionen geben, die das Objekt erfüllen soll. Ich will versuchen, eine Reihe von Bedingungen der Objektwahl zusammenzustellen.

Die geliebte Person als Ersatzobjekt

Das Objekt der Liebe ist ein Ersatz für ein Liebesobjekt der Vergangenheit. Das betrifft nicht nur die Primärobjekte (Eltern, vielleicht Geschwister), es können auch geliebte Menschen sein, die man einmal verlassen musste oder sonst verloren hat. Das Ersatzobjekt muss diesem ursprünglichen Objekt ähnlich sein, um seine Funktion zu erfüllen; das ist die Bedingung der Übertragung (auch wenn sie gar nicht erkannt wird). Übertragung ist keinesfalls allein ein Phänomen der therapeutischen oder analytischen Beziehung, sie ist ubiquitär; Übertragungsmomente kommen in jeder Beziehung vor. Vielleicht kann man sagen, dass die analytische Situation (Couch-Setting, die Zurückhaltung des Analytikers, die eintretende Regression) Übertragungen begünstigt, während sie andererseits auch in vielen Beziehungskonstellationen (in denen ja oft hierarchische Verhältnisse vorliegen, die der Eltern-Kind-Beziehung entsprechen) enthalten sind.

Es kommt vor, dass eine Frau, die als Kind immer eine gute Beziehung zu ihrem großzügigen, humorvollen Vater gehabt hat, meint, in einem Mann das Abbild eines solchen freundlichen Vaters gefunden zu haben – kaum sind sie aber fest zusammen, entpuppt er sich nach und nach als »Mutter«, die fordert, entwertet und Schuldgefühle macht – man weiß es nicht: Hat er sich verändert oder erlebt sie ihn anders?

> Herr Singer, über den ich an anderer Stelle berichtet habe (Hirsch, 1988; 2016), begann im Alter von 25 Jahren wegen einer Depression eine analytische Psychotherapie. Er klagte über den Zwang, sehr häufig masturbieren zu müssen, wobei er das Gefühl hätte, es nicht genießen zu dürfen, sondern es wie eine Art Pflicht erledigen zu müssen. Den Sex mit seiner Freundin empfand er als unbefriedigend; er sei stets der Gebende, befriedige die Freundin stets problemlos, wenn sie es wünsche, leider aber unter der fehlenden Zärtlichkeit. Die Freundin würde ihm nach ihrem Orgasmus den Rücken zukehren und ihn sich selbst überlassen. Als Herr Singer im Laufe seiner Therapie sein Problem bearbeitete, den Frauen alles zu geben und nichts von ihnen zu bekommen, erinnerte er sich, wie er die Eltern beim Geschlechtsverkehr überrascht hatte, als er etwa sechs Jahre alt war. Der Vater lag auf der Mutter, die beide Hände gegen seine Schultern gestemmt hielt, um ihn nach einer Weile heftig zurückzustoßen; der Vater wandte sich ab und weinte bitterlich. Natürlich erkannte Herr Singer die Parallele zu der

immer wieder erlebten Zurückweisung nach dem Geschlechtsverkehr durch seine entsprechend gewählten Partnerinnen.

Es klingt erst einmal paradox, dass traumatisierte Menschen im Wiederholungszwang die traumatische Situation reinszenieren, das damals geprügelte Kind immer wieder Gewalterfahrungen macht, dass sexuell missbrauchte Mädchen immer wieder Partner findet, die es ausbeuten oder wiederum missbrauchen. Eine Erklärung wäre, dass das Wiederholen der Gewalt von damals mit neuen Objekten eine Vergewisserung der Anwesenheit des wenn auch traumatischen, so doch einzig anwesenden Objekts bedeutet (vgl. Hirsch, 2017b [1997], S. 125). »Der vom Über-Ich ausgehende Schmerz ist es letztlich, der das Opfer vor der totalen Einsamkeit des endgültigen Objektverlustes bewahrt« (Ehlert & Lorke, 1988, S. 529). Im Zentrum des Wiederholungszwangs steht meines Erachtens die Hoffnung, dass das dem traumatischen Introjekt entsprechende Objekt in der Zukunft doch noch einmal ein liebendes werden könnte, dazu muss es aber eben auch erst einmal ein destruktives sein, damit eine wundersame Verwandlung stattfinden kann, die auch *das Trauma von damals* retrograd reparieren würde. Würde man versuchen, das Gute, das man als Kind nicht bekommen hat, gelingend von anderen, alternativen Objekten zu bekommen, versuchen, Beziehungen zu haben, in denen kein Missbrauch, keine Misshandlung, keine Vernachlässigung stattfindet, hätte man sich von den alten Objekten gelöst. So aber wird darum gekämpft, das Gute von jemandem zu bekommen, *der so sein muss* wie der, von dem man es damals nicht bekommen hat.

Auch Verluste von späteren Liebesobjekten sollen häufig durch Wiederholung der Beziehungen zu neuen kompensiert werden.

Eine Patientin, die vaterlos aufgewachsen war – ihr Vater war im Krieg vermisst, wie man sagt, das heißt, es gab keine sichere Nachricht von seinem Tod, er kehrte auch nicht zurück, sodass die Mutter ihn nach zehn Jahren für tot erklären ließ –, hatte im Laufe der Jahre zwei Partner, ältere Männer, durch Krebs verloren; gemeinsam mit ihrem letzten Partner hatte sie ein Ferienhaus, das sie nach seinem Tod wie ein Mausoleum völlig unverändert ließ und nur noch selten benutzte. Als ob sie durch die Partner die Lücke füllen wollte, die der Vater hinterließ, nur um immer wieder verlassen zu werden. Nun aber wandte sie sich jüngeren Männern zu, die als Partner eigentlich nicht infrage kamen, sie wollte nicht wieder erleben müssen, durch den Tod der Partner allein gelas-

> sen zu werden. In der Bearbeitung der Beziehungsdynamik in der Therapie wurde evident, dass das Alter der jungen Männer, denen sie sich nun zuwandte, ziemlich genau dem Alter entsprach, in dem der Vater im Krieg wahrscheinlich umgekommen war.

Der ganze Roman *Der Diestelfink* von Donna Tartt (2015 [2013], S. 674f.) dreht sich um die Kompensationsversuche des Helden, der im Alter von 13 Jahren bei einem Museumsbesuch die Mutter durch eine Explosion verloren hatte. Bei diesem terroristischen Akt wurde auch ein junges Mädchen, Pippa, verletzt, in das sich der Junge verliebte, ganz offenbar, um durch dieses Objekt die geliebte Mutter zu ersetzen.

> »Jahrelang hatte ich mich in einem Treibhaus vergeblichen Kummers gesuhlt: Pippa, Pippa, Pippa, Heiterkeit und Verzweiflung, eine endlose Schleife, praktisch bedeutungslose Ereignisse trugen mich bis zu den Sternen oder stürzten mich in wortlose Depression, der Anblick ihres Namens auf meinem Handy-Display, oder eine mit ›alles Liebe‹ unterschriebene e-mail (so unterschrieb Pippa alle ihre e-mails an jeden) ließ mich tagelang schweben, während ich – wenn sie Hobie anrief und nicht auch mich sprechen wollte (warum sollte sie?) – völlig unverhältnismäßig am Boden zerstört war. Ich litt unter einem Wahn, und ich wusste es. Schlimmer noch: Meine Liebe für Pippa war unter der Wasseroberfläche mit meiner Mutter vermischt, mit dem Tod meiner Mutter, dem Verlust meiner Mutter, der Unmöglichkeit, sie zurückzubekommen. All mein blinder, infantiler Hunger, zu retten und gerettet zu werden, die Vergangenheit anders zu wiederholen, hatte sich irgendwie, gierig, auf Pippa fixiert. Es war eine ewige Labilität, eine Krankheit.«

Es ist, als ob die Schriftstellerin in diesen kurzen Sätzen zusammengefasst hätte, was wir über die – unglückliche – Liebe, diesen »vergeblichen Kummer«, geschrieben haben. Heiterkeit bis zu den Sternen, das manische Hochgefühl, wechselt ab mit wortloser Depression; geringfügige Kleinigkeiten lassen den armen Helden schweben, nur um dann wieder am Boden zerstört zu sein. Er weiß von seinem Wahn, er weiß auch, welche Funktion diese seine Liebe hat, nämlich die Mutter zurückzubekommen, er weiß gleichzeitig von der Unmöglichkeit der Erfüllung dieses Wunsches. Die aggressiv-orale Qualität dieser Liebe: hungrig, gierig. Und das Verschmelzungsmoment: retten und gerettet werden. Es ist alles da: eine Krankheit, eine Liebeskrankheit.

Anti-inzestuöse Partnerwahl

Der Erwählte soll auf keinen Fall dem frühen Objekt ähnlich sein, denn eine solche Beziehung käme einer inzestuösen bedenklich nahe. Wählt man einen viel jüngeren Partner, kann er nicht Vater oder Mutter sein. (Die Gefahr aber besteht, dass man eine jugendliche »Mutter« wählt, vielleicht so alt, wie die Mutter war, als der Liebende geboren wurde – Entsprechendes gilt natürlich für einen »Vater«.) Oder der Erwählte ist viel älter, oder es muss ein Fremder sein, ein Ausländer. Aber natürlich ist die Gefahr groß, dass sein Äußeres zwar als Gegenteil des jeweiligen Elternbilds erscheint, dann aber, kaum ist man verheiratet oder sonst fest zusammen, Charakter und Persönlichkeit des Geliebten genau dem entsprechen, was es nun auf keinen Fall sein sollte.

> Eine Patientin hatte nach langer Zeit des Alleinseins einen Mann, einen Schwarzen, gefunden, der – schon wegen seiner Hautfarbe – ganz anders schien als der alkoholabhängige, zur Gewalt neigende Vater, nämlich zärtlich und zugewandt. Kaum aber waren sie ein Paar, entpuppte sich der Partner als eifersüchtig, jähzornig und aggressiv-fordernd – nicht viel anders als der Vater damals.

> Herr Yusuf Özdemir (vgl. Hirsch, 2016, S. 55f.), dessen Eltern aus der Türkei nach Deutschland gekommen waren (er selber war in der Türkei geboren), begann mit 19 Jahren eine analytische Gruppenpsychotherapie, weil er darüber besorgt war, dass er noch nie mit einer Frau zusammen gewesen war und auch keine Freundin hatte. Er verliebte sich immer in blonde oder rotblonde ausländische Frauen, Irinnen, Amerikanerinnen, Australierinnen, aber nur aus der Ferne; nie hatte er gewagt, sich einer Frau zu nähern. Nach einiger Zeit (die Therapie schien eine Entwicklung befördert zu haben) hat er sich – es kam ihm wie ein Wunder vor – in eine 20 Jahre ältere deutsche Frau verliebt, er hat sie in seine Wohnung eingeladen, dann sind sie in ihre Wohnung gegangen, haben zusammen geschlafen, und das sei richtig toll gewesen, weil sie die Initiative ergriffen habe. Es fühlte sich super an, mit ihr spazieren zu gehen in einer Gegend, wo niemand sie beide kannte, er fühlte sich gut mit diesem Geheimnis, mit einer »Mutter« Sex zu haben, die es ihm sozusagen erlaubte. Bald danach hat er ein 18-jähriges türkisches Mädchen kennengelernt, ist mit ihr in die Disco gegangen, hat sie geküsst und gedacht, sie seien nun

ein Paar. Beim zweiten Treffen fragt er sie eindringlich: »Willst du, dass wir zusammen schlafen?« Er fragt sie dreimal, aber das Mädchen verneinte. Als ob das Über-Ich Sex mit einem Mädchen passenden Alters aus demselben Kulturkreis doch (noch) nicht gestatten würde – aber Yusuf hatte ja noch die deutsche »Mutter«.

Verbietendes Über-Ich

Ein starkes, feindliches Über-Ich kann eine Partnerbeziehung so wirkungsvoll verbieten, dass ein Verliebtsein gar nicht erst entsteht. Als ob man sich von den Primärobjekten nicht trennen dürfe (eine Partnerbeziehung wäre ein riesiger Schritt aus dem Elternhaus heraus), und zwar sowohl von den noch real existierenden Personen (Vater und Mutter) als auch von den entsprechenden inneren Objekten, aus Schuldgefühl, Trennungsschuldgefühl. Oder (hoffentlich sind diese Zeiten vergangen) Körperlichkeit und Sexualität sind in den Augen der Erwachsenen so verpönt, dass der Jugendliche eine Liebesbeziehung nicht eingehen kann, weil deren Vorstellungen und Ängste sich in seinem Über-Ich wiederfinden. Solche Menschen finden unter Umständen einen Ausweg, indem sie sich ausschließlich im Urlaub, in der Fremde, im Ausland verlieben können, als wäre die Über-Ich-Mutter (der Über-Ich-Vater) durch die große Entfernung ihrer Macht beraubt.

Ein unüberwindbares Hindernis

Oder es kommt vor, dass ein Verlieben nur unter der Bedingung möglich ist, dass ein Hindernis ein Zusammenkommen ausschließt, es bleibt bei einer Sehnsuchtsliebe. Der allgemeinste Grund ist die Ehe eines der beiden Verliebten, die Ehefrau ist wie ein Feind, der das ersehnte Glück verhindert, und die beiden merken gar nicht, dass sie die Ehefrau (und die Ehe) brauchen als Schutz vor zu großer Nähe. Die Angst vor der Nähe hätte das Entstehen der Liebe im Keime erstickt, wenn beide frei gewesen wären.

So ging es Alexander Puschkins Eugen Onegin in dem gleichnamigen Versroman (1995 [1833]): Der Held ist vom Stadtleben gelangweilt, er zieht aufs Land und gibt sich dem Müßiggang hin. Ein junges Mädchen, Tatjana, verliebt sich sehr in ihn, gesteht ihm ihre Liebe in einem langen Brief – er weist sie ab. Jahre später – sie ist inzwischen mit einem General verheiratet und fest in die städtisch-bürgerliche Gesellschaft integriert, trifft Onegin sie wieder und verliebt sich unsterblich – wie ein kleiner Junge –, er gesteht ihr seine Liebe wiederum in einem Brief. Sie hört ihn (etwas wehmütig) an, weist ihn aber ab. – Liegt es nicht nahe, Puschkin so viel psychologische Intuition zuzutrauen, dass er den Wechsel der Positionen mit Onegins Beziehungsproblem (insgeheim, unbewusst?) begründet: Als er Tatjana haben kann, weist er sie (trotz eines durchaus vorhandenen Interesses) ab, verliebt sich aber dann, als er keine Chance hat.

Viele literarische Liebespaare, die wie die bekannten Königskinder nicht zu einander kommen können, wissen nicht, dass ihre Leidenschaft so stark ist, *weil* etwas zwischen ihnen steht: die Fehde der Familien Romeos und Julias, die Dreiecksbeziehung bei Tristan und Isolde (wären sie ein Paar geworden, hätte er den König verraten). Auch Werther liebt eine Unerreichbare: »Werther wünscht sich einen Platz, der bereits besetzt ist, den von Albert« (Barthes, 1988 [1977], S. 75).

Vater-Sehnsucht

Bei der Untersuchung der latent oder auch manifest inzestuösen Mutter-Sohn-Beziehung (Hirsch, 2016) bin ich auf eine Dynamik der Partnerwahl von Männern gestoßen, die einmal Opfer der erotisierten oder sexualisierten Macht ihrer Mütter geworden waren. Da diese Macht der Mütter nur möglich war durch die Schwäche oder Abwesenheit der Väter, entwickelt sich eine Vater-Sehnsucht, die Sehnsucht nach einem starken, triangulierenden Vater. Da aber die Mutter Macht hat über die Penisse (die Männlichkeit) des Sohnes wie des Vaters, entsteht das Bedürfnis, dass *die Mutter* den Weg zu einem Vater-Mann freigibt, diesen sozusagen erschafft und so eine trianguläre Situation herstellt, die es in der Familie gerade nicht gegeben hatte.

Ein eindrucksvolles Bild dieser Dynamik entwirft Joyce McDougall (1986) in ihrem Bericht über ihren Patienten Jason. Hier wird deutlich, dass das Agieren des Patienten von dem unbewussten Wunsch bestimmt ist, den Penis des Vaters durch den Kontakt mit einer Frau zu bekommen. Jason bevorzugte Ausländerinnen, wenn sie bereits mit einem Ausländer zusammen gewesen waren. Er heiratete eine Frau, weil sie ein Verhältnis mit einem berühmten Juden gehabt hatte, und er hatte eine Freundin, die eine »Affäre mit einem weltberühmten Schwarzen« (ebd., S. 1015) gehabt hatte. »Ich bin jahrelang zu Sex-Parties gegangen, vor allem, um zu beobachten, was die Männer taten. [...] Tatsächlich bin ich überzeugt, homosexuell zu sein, nur daß ich nie Geschlechtsverkehr mit Männern wünschte« (ebd., S. 1017f.). Ich würde denken, es musste ein Ausländer sein, ein »Vater«, aber dem wahren Vater nicht ähnlich.

Ähnlich ging es auch einem Patienten, der in einer fortgeschrittenen Phase seiner Gruppenpsychotherapie zärtliche Gefühle für mich entwickelt hatte. Nachdem er diese Gefühle mit beträchtlicher emotionaler Beteiligung geäußert hatte, erzählte er, dass einmal ein Mädchen bei ihm übernachtet habe, mit ihm habe schlafen wollen und dazu sehr deutlich die Initiative ergriffen habe, woraufhin er in Panik geraten sei und die Wohnung habe verlassen müssen, obwohl er immer sehnsüchtig darauf gewartet habe, dass einmal eine Frau so aktiv sei. Seine Freundin, so erzählte er weiter, halte er ziemlich auf Distanz, sexuell passiere nicht viel, aber das sei so in Ordnung. Sein etwas älterer Freund, Martin, mit dem er zusammenwohne, der immer der »Bestimmer« sei und sein Vorbild, habe allerdings zweimal mit ihr geschlafen, jetzt am Wochenende würden sie sich wieder treffen. Zwar habe er zugestimmt, was solle er machen, ein bisschen wütend sei er schon, auch eifersüchtig, er passe ängstlich auf, wann der Freund nach Hause komme. – Die Gruppe spricht über diese besondere Konstellation, ein Gruppenmitglied irrt sich und nennt die Freundin »Martina«, vereinigt also die Freundin und seinen Freund Martin. Ein anderes Gruppenmitglied gibt zu bedenken, ob er vielleicht jemand anderes meint als dieses Sehnsuchtsmädchen. – »Nein«, antwortet er schnell, »vor homosexuellen Kontakten habe ich auch Panik ...«

»Mutter«

»Im glücklichen Fall ruft Liebe die Vergangenheit wach, während sie uns gleichzeitig über sie hinausführt und gegen zu viel Muttermilchgeruch abschirmt« (Person, 1990 [1988], S. 150). Allerdings kann Person noch Mitte der 1980er Jahre nicht auf das psychoanalytische Dogma des Ödipuskomplexes verzichten. Sie stimmt mit Bergmann (1994 [1987]) überein, der meint, jedes neue Liebesobjekt müsse zwar die Erinnerung an die alten Objekte wachrufen, damit die Liebesbeziehung aber glücklich werden könne, dürfe das Inzest-Schuldgefühl nicht »reaktiviert« werden, obwohl die Liebe den ödipalen Objekten gelte; die Autorin spricht vom »ödipalen Triumph« (Person, 1990 [1988], S. 148). Im gleichen Atemzug aber schreibt sie (ebd., S. 149): »In der Liebe erwacht der Traum von der Erfüllung der halbvergessenen, zwangsläufig frustrierten Wünsche nach vollkommener Harmonie und totaler Gegenseitigkeit – die alte, verschüttete Phantasie von der perfekten Mutter, die uns unbeirrbar und unentwegt liebt.«

Ich denke, es ist wie mit dem Verhältnis von Bindungstheorie und infantiler Sexualität: Letztere setzt sich auf das basale Bindungsbedürfnis drauf. Die Liebe will die ursprüngliche, paradiesische Mutter-Kind-Einheit wiederherstellen, dabei interferieren durchaus »Liebes«-Beziehungen der späteren Kindheit, also ödipale in der Familie, die aber auch schon damals ein unzureichender Ersatz des verlorenen symbiotischen Glücks waren (wenn es dieses überhaupt jemals gegeben hat, vielleicht intrauterin). Theodor Reik (1965 [1945], S. 104) spricht von dem Wunsch, eine Trennung zu überwinden: »Die Liebe ist ein Versuch, den Abgrund zwischen zwei Menschen zu überbrücken; aber die Tatsache, daß diese Brücke notwendig ist, betont die Existenz des Abgrundes.«

Die Idee eines primären Bindungsbedürfnisses findet sich schon bei Freud (1926d, S. 186f.), der es aus der Biologie ableitet:

> »Der biologische [Grund für die Verursachung der Neurosen] ist die lang hingezogene Hilflosigkeit und Abhängigkeit des kleinen Menschenkindes. Die intrauterine Existenz des Menschen erscheint gegen die der meisten Tiere relativ verkürzt; es wird unfertiger als diese in die Welt geschickt. Dadurch wird [...] der Wert des Objekts, das allein [...] das verlorene Intrauterinleben ersetzen kann, enorm gesteigert. Dies biologische Moment [...] schafft das Bedürfnis, geliebt zu werden, das den Menschen nicht mehr verlassen wird.« (Diese Stelle findet sich in *Hemmung, Symptom und Angst*, der Arbeit, in der Freud unter dem Eindruck von Otto Ranks [1924] *Trauma der Geburt* neben der Kastrationsangst eine früh entstandene Trennungsangst gelten ließ.)

Hat nicht Platon in seinem im *Symposium* entworfenen Bild einen Mutter-Kind-Mythos geschaffen vom ursprünglich vollständigen Menschen (eine Kugel mit vier Armen und vier Beinen und einem Kopf mit zwei Gesichtern), der, von den Göttern getrennt, sich immer nach der ursprünglichen Ganzheit sehnt?

> »Wonach er immer schon strebte, durch Nahe-Sein und Verschmelzung mit dem Geliebten aus zweien einer zu werden. Hiervon ist nun dies die Ursache, daß unsere ursprüngliche Beschaffenheit diese war und wir ganz waren, und dies Verlangen eben und Trachten nach dem Ganzen heißt Liebe« (Platon, zit. n. Person, 1990 [1988], S. 107).

Heute klingt es ganz lakonisch, wenn zum Beispiel Robert Bak (1973, S. 6) sagt: »Verliebt zu sein ist ein außergewöhnlicher und spezifisch menschlicher Gefühlszustand, der darauf gründet, dass die Trennung von Mutter und Kind rückgängig gemacht wird« (zit. n. Bergmann, 1994 [1987], S. 334). Vor ein paar Jahrzehnten war es innerhalb des psychoanalytischen Denkens revolutionär, als Balint (1966 [1937], S. 102; Hervorh. i. Orig.) schrieb:

> »Demgemäß wäre eine ziemlich frühe – nach meiner Meinung die allerfrüheste – Phase des extra-uterinen Seelenlebens nicht narzißtisch, sondern objektgerichtet, nur ist diese Objektrelation von passiver Natur, ihr Ziel ist: *Ich soll geliebt, befriedigt werden*, und zwar *ohne die kleinste Gegenleistung meinerseits*. Dies ist und bleibt das Endziel allen erotischen Strebens.«

Das bedeutet nichts weniger als das Verneinen der Annahme eines primär-narzisstischen Stadiums nach der Geburt, die von der Psychoanalyse erst viel später durch die Ergebnisse der Säuglingsforschung aufgegeben wurde. Die Bedingungslosigkeit, die Balint für die Säuglingsliebe fordert, deutet schon an, dass sie Elemente der (oralen) Gier enthält und aufgrund unvermeidlicher Frustration auch Hass entsteht, auch Neid auf die allspendende Mutterbrust. Das sind kleinianische Vorstellungen, die man nachvollziehen kann, auch ohne sie als Ausdruck eines angeborenen Todestriebs zu verstehen. Balint (ebd., S. 95) zitiert Freud (1931b, S. 524) in diesem Zusammenhang:

> »Die kindliche Liebe ist maßlos, verlangt Ausschließlichkeit, gibt sich nicht mit Anteilen zufrieden. Ein zweiter Charakter ist aber, daß diese Liebe auch eigentlich ziellos, einer vollen Befriedigung unfähig ist, und

> wesentlich darum ist sie dazu verurteilt, in Enttäuschung auszugehen und einer feindlichen Einstellung Platz zu machen.«

Nie werden wir das Paradies erlangen, nie die Planton'sche Ganzheit. Liebe und Hass, Befriedigung und Frustration gehören zusammen: »In den ersten Phasen des Liebeslebens ist offenbar die Ambivalenz das Regelrechte« (ebd., S. 528). Und was wir vom Säuglingsalter annehmen müssen, finden wir in Verliebtheit und Liebe wieder: Barthes (1988 [1977], S. 31) lehnt sich hier an Ruysbroeck an, den flämischen Denker des 14. Jahrhunderts:

> »Hier beginnt ein ewiger Hunger, der niemals gesättigt wird: Er besteht in einem innerlichen Gieren und Trachten der liebenden Kraft und des irdischen Geistes nach einem überirdischen Gute. [...] Seht, hier beginnt ein ewiges Gieren und dauerndes Sehnen und eine ewige Erfolglosigkeit.«

Wie in der frühen Mutter-Kind-Beziehung, wie wir sie uns vorstellen, folgt auf die Seligkeit Frustration und Angst (vor dem Nichts): »Aus der Liebe als wahnsinnigem Höhenflug der Abhängigkeit (ich habe ein *absolutes* Bedürfnis nach dem Anderen) erwächst auf grausame Weise die entgegengesetzte Position: Niemand hat ein wirkliches Bedürfnis nach mir« (Barthes, ebd., S. 238; Hervorh. i. Orig.).

Wie schon erwähnt, pfropft sich auf die nie erlöschenden, vielleicht von Zeit zu Zeit zurücktretenden, aber immer wiederkehrenden frühen unmäßigen Wünsche die Sexualität des erwachsenen Liebenden auf. Wieder Barthes (ebd., S. 214):

> »Außer der eigentlichen geschlechtlichen ›Paarung‹ (zum Teufel dann mit dem Imaginären) gibt es jene andere Art von Umarmung, die reglose Umschlingung. Wir sind verzaubert, betört: Wir liegen im Schlaf, ohne zu schlafen; wir sind in der kindlichen Wonne des Einlullens befangen: Das ist der Augenblick des Geschichten-Erzählens, der Augenblick der Stimme, die mich bannt, mich entrückt, es ist die Heimkehr zur Mutter [...]. In diesem verlängerten Inzest ist dann alles außer Kraft gesetzt: Die Zeit, das Gesetz, das Verbot: Nichts müht sich ab, nichts wird gewollt: alle Begierden sind aufgehoben, weil sie endgültig gestillt scheinen. [...] Dennoch erwächst in und aus dieser kindlichen Umarmung unfehlbar das Geschlechtliche; es scheidet die diffuse Sinnlichkeit von

> der inzestuösen Umarmung; die Logik der Begierde setzt sich in Gang, das Habenwollen stellt sich wieder ein, der Erwachsene überlagert das Kind. Ich verkörpere gleichzeitig zwei Subjekte: Ich will die Mütterlichkeit und Genitalität.«

Vielleicht gelingt mir eine zusammenfassende Gegenüberstellung der Säuglingsentwicklung und der Liebesbeziehung:

Die erste Phase: Die gelingende Zwei-Einheit gewährt volles Glück, als ob die ungeduldige Unbedingtheit, mit der die Bedürfnisse (des Säuglings wie auch des Verliebten) erfüllt werden sollen, zu ihrem absoluten Recht käme. Da aber die Illusion der verschmolzenen Einheit der Realität nicht standhalten kann, der Andere (die Mutter, die Geliebte) als Anderer erkannt werden *muss*, schlägt die »orale« Gier in Hass um, in Verzweiflung, auch in Angst (vor dem Verlassenwerden, der Leere) und Neid (auf das, was die Mutter, die Geliebte hat und nicht [mehr] hergibt). Und die verzweifelt hassenden Gefühle kommen auch hoch, wenn das Objekt zwar da ist, aber nie genug ist: »Ist das Objekt nicht immer abwesend?« (ebd., S. 29)

Die zweite Phase: »Es kann nicht, es kann nicht so bleiben« (ebd., S. 220). Der Säugling entwickelt sich von einer paranoid-schizoiden Position gemäß Melanie Klein zu einer depressiven, das heißt, er sieht die Mutter als getrennt, als Objekt seines Begehrens und der Aggression, entwickelt Schuldgefühle (Winnicott, 1974a [1958]), weil er die Folgen (des Hasses) für Mutter und sich selbst fürchten muss. Er entwickelt aber auch die Fähigkeit zur Besorgnis, »concern« (Winnicott, 1974b [1963], S. 98): »Der Säugling wird nun fähig, besorgt zu sein, die Verantwortung für seine eigenen Triebimpulse und die Funktionen, die zu ihnen gehören, zu übernehmen.« Genauso wird der Liebende, der nicht mehr (nur) Verliebter ist und ungeduldig haben will, auch geben wollen; wir haben schon erwähnt, dass der Gebende in der Identifikation mit dem Empfänger sich selbst gibt. Wenn Barthes (1988 [1977], S. 220) skeptisch meint: »[Z]um Wesen der Situation des Liebenden gehört es nun einmal, sofort unerträglich zu werden, sobald der Zauber der ersten Begegnung vorbei ist«, dann käme es darauf an, aus der leidenschaftlichen Liebe eine dauerhaftere Form der Liebe zu machen, um sich nicht gleich trennen zu müssen: »Es kommt häufig vor, daß sich die leidenschaftliche Liebe, nachdem sie formalisiert und institutionalisiert wurde, in eine abgeklärtere ›reife‹ Liebe verwandelt, die mehr von Zuneigung und Respekt getragen ist, als von Leidenschaft« (Person, 1990

[1988], S. 436). Wenn auch die Leidenschaft abnimmt, sollte doch Sexualität ihren Platz behalten; Balint (1966 [1937], S. 105) stellt es sich so vor:

> »Nun beginnt der Koitus zwar als eine altruistische Handlung, je höher aber die eigene Erregung steigt, desto weniger wird auf den Partner Rücksicht genommen, um dann knapp vor und im Orgasmus die Interessen des Partners gänzlich zu vergessen, aber im sicheren Glauben, mit ihm in einer Einheit verschmolzen zu sein und zusammen die höchste Lust zu genießen.«

Da ist sie doch wieder, die Säuglingsgier …

Das Auf und Ab der Leidenschaft wiederholt sich im Lebenslauf, die Verliebtheit schwindet, Liebesbeziehungen enden, werden beendet (ein Drittel aller Ehen in Deutschland werden geschieden, in Großstädten sind es 50 Prozent). Interessanterweise kann man eine Parallele sehen zwischen der Trennung der Liebenden und der Trennung der Jugendlichen vom Elternhaus, von der Mutter. Der Jugendliche bewegt sich »von zu Hause fort« und verliebt sich ein erstes Mal, und in diesem Rausch triumphiert er über die ungenügende »Mutter«, die er in der realen Mutter sieht, hat er doch nun die wahrlich allspendende, paradiesversprechende neue »Mutter« gefunden. Er wird sehen, dass in der Idealisierung Entwertung und Enttäuschung bereits enthalten sind. Ähnlich der frustrierte, auch enttäuschte, auch wütende Partner, der eine neue Geliebte findet: Triumph über die verlassene Gefährtin, die schlechte »Mutter«, hinein in die neue, Glück verheißende Beziehung.

Primäre Identifikation

Wir haben schon mehrfach von der Identifikation des Liebenden mit der Geliebten gesprochen, die ein Zeichen dafür ist, dass das Stadium des ungeduldigen Sehnens und eigentlich (nur) Haben-Wollens abgelöst wurde von einem der Gegenseitigkeit: Indem ich dem Anderen gebe, gebe ich mir selbst in der Identifikation mit dem Beschenkten.

> »Das Urbild für diese idealisierende Sicht der geliebten Person ist das Bild der wirklichen oder imaginierten guten Mutter, jenes unbegrenzt gebende, allesspendende Wesen unserer Träume. […] Das Kind internali-

> siert schon sehr früh das Bild des guten, liebenden Wesens und beginnt, sich mit ihm zu identifizieren. [...] Diese Identifizierung mit dem internalisierten Bild eines gebenden Wesens sorgt dafür, daß das Kind später in der Liebe die Fähigkeit – und den Wunsch – haben wird, nicht nur die passive, sondern auch die aktive Rolle zu übernehmen. So wie das Kind sich über die Imagination mit der Mutter (oder des ersehnten ›nährenden Wesens‹) identifiziert, identifiziert sich der Liebende mit der geliebten Person« (Person, 1990 [1988], S. 156).

Was hier gemeint ist, muss *primäre Identifikation* genannt werden, die Freud (1921c, S. 118) wohl im Sinn hatte, wenn er sagt, dass »die Identifikation die ursprünglichste Form der Gefühlsbindung an ein Objekt ist.« Ein einziges Mal verwendet er »primäre Identifikation«, wenn er die »im frühesten Alter erfolgten Identifikationen« primäre nennt, die durch spätere Objektwahlen »verstärkt« werden (Freud, 1923b, S. 259). Inzwischen wird primäre Identifikation für eine Form der Verschmelzung verwendet, bei der Subjekt und Objekt nicht (genügend) unterschieden sind, wie wir uns die früheste Beziehung zwischen Mutter und Kind vorstellen. Ähnlich sind auch notfallmäßige verschmelzende Identifikationen von Opfern traumatisierter Gewalt mit dem Täter zu verstehen, dem Aggressor (vgl. Ferenczi, 1964 [1933]; Hirsch 1996), bei der die Selbst-Objekt-Grenzen geschwächt oder verschwunden sind. »Das – mit dem Mund, der Haut, den Augen, der Atmung, den Ohren – wahrnehmende Subjekt wird eins mit dem wahrgenommenen Objekt, das entsprechend aus der Sicht (oder der Perspektive des jeweiligen Wahrnehmungsorgans) des Subjektes verschwindet« (Seidler, 2014, S. 406). Eine sekundäre Identifikation betrifft dagegen zwei voneinander abgegrenzte, sich als getrennt erlebende Individuen, von denen der eine Aspekte oder Bereiche des anderen identifikatorisch übernimmt und seinem Selbst hinzufügt.

Wundert man sich, dass der Begriff *primäre Identifikation* in Donald Winnicotts Werk fast nicht vorkommt, findet man eine Erklärung darin, dass er die *mütterliche* Seite desselben Geschehens untersucht hat; er nennt den Part der Mutter *primäre Mütterlichkeit* (Winnicott, 1960 [1954]). Hier identifiziert sich die Mutter in einem besonderen Zustand der Reverie, in einer verschmelzenden Identifikation mit den Bedürfnissen und Befindlichkeiten des Säuglings in den ersten Wochen seines Lebens, während sich das Kind wiederum mit dieser Mutterfunktion identifiziert – als wären beide ungetrennt eins.

Auf die Liebesbeziehung angewendet findet Person (1990 [1988], S. 163) Begriffe, die direkt aus der Säuglingsforschung stammend verstanden werden können:

> »Diese höhere Realität, die die Liebenden entdecken, ist das Erlebnis der Verschmelzung [...]: Sie beinhaltet eine gegenseitige Durchdringung der Persönlichkeitskerne. Dieser Identifikationsvorgang ist nicht so einfach nachzuvollziehen. Er beinhaltet sowohl das Moment des Aufgehens in der geliebten Person als auch das Moment der Ausdehnung des eigenen Selbst.«

Genau wie es Barthes (1988 [1977], S. 214) andeutet, wie schon erwähnt: »Es ist die Heimkehr zur Mutter [...]. In diesem verlängerten Inzest ist dann alles außer Kraft gesetzt: die Zeit, das Gesetz, das Verbot.«

Inzest bedeutet Aufheben aller Grenzen. Und die Begierden *scheinen* gestillt. Freud (1921c, S. 116) weiß: »Die Identifikation ist eben von Anfang an ambivalent, sie kann sich ebenso zum Ausdruck der Zärtlichkeit wie zum Wunsch der Beseitigung wenden.« Denn in der primären Identifikation sind sowohl das Objekt wie auch das Subjekt eliminiert, beide hören auf zu existieren. Die Liebesseligkeit bedeutet Entindividualisierung, Auslöschung des Selbst – es entsteht das, was Symbioseangst (Stoller, 1979 [1975]) genannt wurde, auch Näheangst, Angst vor dem Verschlungenwerden. Die andere Angst: In der verschmelzenden Symbiose wird jede kleine Abgrenzungsbewegung des Anderen (der »Kein-Anderer« bleiben soll) als massive Trennungsbedrohung, ja, Vernichtungsbedrohung erlebt. Das sind die beiden Ängste, die Beziehungsunfähigkeit verursachen.

Der Ambivalenzkonflikt zwischen Abhängigkeit und Autonomie

Der basale Konflikt zwischen Verschmelzungswunsch und lebensnotwendigem Bedürfnis nach Individualität wiederholt sich in vielen (Liebes-)Beziehungen und erscheint als ubiquitärer Autonomie-Abhängigkeitskonflikt. Person (1990 [1988], S. 99) verknüpft diesen Konflikt sogar mit Freuds Diktum: Psychische Gesundheit zeige sich, wenn die Bereiche Liebe und Arbeit einigermaßen befriedigend gelebt werden können. Lieben folgte dann, Person zufolge, dem Bedürfnis nach Nähe und Einssein, Arbeiten dem nach Autonomie und Expansivität. (Ich denke aber, Freud meinte keinen Gegensatz; in *beiden* Bereichen, nämlich in den beruflichen und den vielfältigen sozialen Beziehungen, sollte man möglichst nicht scheitern.) Das aber ist ein Ambivalenzkonflikt: Strebt man dem Einen zu, muss man das Andere aufgeben …

Viele Patienten mit Beziehungsproblemen begründen sie mit einer Angst vor Abhängigkeit, einem befürchteten Verlust an Freiheit. Andere sehen die Ursache eher in der Angst vor Verletzung, Erniedrigung und besonders vor Verlassenwerden, dem sie ohnmächtig ausgeliefert wären (der Andere nimmt sich eine Macht über sie heraus). Dazu passt wieder ein Aphorismus vom Kenner der Liebe, Barthes (1988 [1977], S. 268): »Der Anhauch des Abgrunds kann von einer Verletzung, aber auch aus einer Verschmelzung herrühren.«

Eine Liebesbeziehung einzugehen, also einer Verliebtheit nachzugeben, ist immer ein Risiko. Für den Adoleszenten sieht Hohage (1997) in der erotischen Spannung zwischen sich selbst und einem geliebten Menschen außerhalb der Familie eine Chance, und zwar einmal die der Ablösung, zum anderen der Selbstfindung. Das Risiko, auf unbewusste Weise durch die Liebe wieder in Abhängigkeit zu geraten, sozusagen vom Regen in die Traufe zu kommen, sieht er nicht. Person (1990 [1988], S. 116f.) lässt schon eher ein Risiko erkennen:

> »Tief empfundene Liebe ist immer auch Lösung von der Vergangenheit […]. Wenn der Liebende sich auf die geliebte Person einläßt, entscheidet er sich, ein neues Leben zu beginnen: Er läßt die vorgegebene Welt seines Elternhauses […] hinter sich und wagt den Sprung in ein Leben, das er gemeinsam mit der geliebten Person erschaffen wird.«

Und es ist ja nur einmal das Elternhaus, das verlassen wird, später steht man oft genug vor der Entscheidung, wegen einer Liebesbeziehung alle soziale Sicherheit, viele Beziehungen zu anderen Menschen (»soziales Netz«) und berufliches Etabliertsein aufzugeben.

Eine Möglichkeit, den Ambivalenzkonflikt (eher zu umgehen als) aufzulösen, ist, sich so zu verlieben, dass eine Realisierung der Beziehung undenkbar erscheint. Ich habe diese Bedingung schon erwähnt, die ein Verlieben unter Umständen überhaupt erst möglich macht. Barthes (1988 [1977], S. 209) zitiert aus Goethes *Werther*; Lotte sagt zu dem unglücklich Liebenden: »Es ist nur die Unmöglichkeit, mich zu besitzen, die ihnen diesen Wunsch so reizend macht.« Romeo bemüht sich um Rosalinde, die aber kalt und abweisend ist, eine Beziehung kann also nicht entstehen. Dann verliebt er sich »auf den ersten Blick« in Julia, die alles andere als abweisend ist, aber die verfeindeten Familien stehen zwischen ihnen. Auch Tristan und Isolde sind in einem unlösbaren Konflikt gefangen: Realisieren sie ihre Beziehung, begehen sie Verrat an ihrem König, dem Isolde versprochen ist. Vielleicht ist die Unmöglichkeit, die Beziehung vor aller Augen zu leben, wenigstens zum Teil die *Bedingung* für jede Art von heftiger Amour fou.

Verschiedene Eifersuchtsformen

Man kann drei Schweregrade der Eifersucht unterscheiden: Die *übertriebene Eifersucht*, die im Stadium der Verliebtheit durch kleinste Distanzierungen der Geliebten oder Hinwendung zu anderen Menschen ausgelöst wird. Sie entspricht der Gier eines Kleinkindes, mit der die geliebte Person ausschließlich beansprucht wird. Immerhin ist sie ein Zeichen des Begehrens, enthält eine gewisse lebendige Aktivität, sodass man sagt, sie würzt die Liebe wie das Salz die Suppe.

Eine *berechtigte Eifersucht* tritt auf, wenn die Geliebte tatsächlich eine weitere Beziehung eingeht, eine Affäre hat, durch die der Eifersüchtige real zurückgesetzt wird und sich nicht nur so fühlt.

Die dritte Form wäre die *pathologische Eifersucht*, die aus *inneren* Gründen genau das Leiden schafft, das man bewusst nicht haben will und dessen Ursache man projektiv der unschuldigen Geliebten zuschiebt. Vielleicht kann man sagen, dass die Eifersucht das Negativ der Sehnsucht ist. Die Sehnsucht sagt: Ich kann sie nicht bekommen, denn ein Anderer hat sie (Werther!). Die Eifersucht sagt: Ich habe sie zwar, aber sie liebt einen Anderen ...

Es gibt einen wundervollen Spielfilm, in dessen Zentrum die Dynamik dieser letzten Form der pathologischen, paranoiden Eifersucht steht: *Er (El)* von Luis Buñuel, den er einmal als seinen Lieblingsfilm bezeichnet hat. Lacan soll ihn als Lehrfilm verwendet haben, um die Dynamik von Eifersucht und Paranoia drastisch zu veranschaulichen. Der Film ist auch einer meiner Lieblingsfilme; ich beziehe mich hier auf meine ausführliche Besprechung (Hirsch, 2008a).

Ein Mann mittleren Alters, der zum mexikanischen Großbürgertum gehört und im Übrigen nie eine Beziehung zu einer Frau eingehen konnte, Francisco, verliebt sich in eine junge Frau, Gloria, die (allerdings …) mit einem jungen Mann, Raul, verlobt ist. Franciscos Liebe ist so stark, er wirbt so sehr um sie, dass er schließlich Erfolg hat. Die Hochzeitsnacht findet zu Beginn der Hochzeitsreise in einem Schlafwagen statt. Francisco: »Wie schön du bist, Gloria, wie habe ich auf diesen Moment gewartet!« Beide gestehen sich ihre »wahnsinnige« Liebe. Dann aber: »An wen denkst du?«, fragt Francisco. »An dich!« – »An wen wirklich?!« – »An wen sollte ich denn denken?« – »An Raul!« – »Bist du verrückt? Ich habe ihn doch verlassen!« – »Ihr wolltet heiraten – ihr müsst euch geküsst, unzählige Male umarmt haben! Und Raul war sicher nicht der Erste!«

Wie ist dieser heftige Eifersuchtsanfall unseres Paranoikers zu verstehen, der genau in dem Moment auftritt, auf den er so lange gewartet hat? Zwar wird er den Moment ersehnt, aber gleichzeitig (unbewusst) extrem gefürchtet haben. Seine Eifersucht tritt zwischen sie, sodass beide aggressiv, verletzt, empört die Nacht in getrennten Betten verbringen. Der Paranoiker ist nie allein, immer sind Feinde da, aber der paranoid Eifersüchtige ist auch nie mit jemandem zu zweit, wenn er die Beziehung als zu bedrohlich erlebt. Durch die Eifersuchtsphantasie wird ein Dritter in eine Beziehung eingeführt, die zwar gebraucht, gleichzeitig jedoch als bedrohlich gefürchtet wird. Der Eifersüchtige denkt zwar: Wäre der Dritte doch nie aufgetaucht; gleichzeitig *erzeugt* er ihn aber durch seine Phantasie, sodass man denken muss, der Dritte soll gerade einen Schutz vor einer befürchteten, verschlingenden Nähe gewährleisten.

Im Laufe der Zeit wird das Verhalten Franciscos immer bizarrer, nicht nur Gloria wird zur Feindin gemacht, überall wittert er Verrat. An wen Gloria sich in ihrer Not auch wendet, alle sind auf Franciscos Seite; die Honoratioren der Stadt, der Bischof, auch Glorias Mutter geben ihr die Schuld, sie sei keine genügend liebende Ehefrau. Gloria nimmt wieder Kontakt zu Raul auf, dem rettenden Prinzen sozusagen, in seiner Angst ist Francisco nun ganz unterwürfig, bittet sie inständig, ihn nicht zu verlassen, sie nähert sich ihm wieder aus Mitleid, prompt wächst aber seine aggressive Eifersucht extrem.

Wenn er sich vorstellt, dass sie sich eigenmächtig von ihm abwendet, einem anderen zuwendet, verliert er seine Macht über sie, wird sie zur Feindin. Will sie dann wirklich gehen, ist er bedürftig, scheinbar einsichtig, nur um sie wiederzubekommen. Nähert sie sich ihm wieder, kippt es, und durch seine Aggression hält er sie erneut auf Abstand. Gibt es keine Aussicht, die Macht über das Objekt wiederzugewinnen, muss es beseitigt, getötet werden.

Schließlich ist Francisco in seinem Wahn untragbar, er wird in einer einem Kloster ähnlichen Einrichtung untergebracht. Gloria lässt sich scheiden, heiratet Raul und hat einen Sohn (es bleibt unklar, ob von Francisco oder von Raul). Die junge Familie besucht Francisco in der psychiatrischen Einrichtung, der ist völlig verstummt und nimmt keinen Kontakt auf. Nach einer Weile wendet er sich, geht langsam auf ein dunkles Tor zu, ein großes schwarzes Loch, in dem er verschwindet. Wie unbewusst auch immer zeigt uns Buñuel, dass der traurige Held von dem Ort verschlungen wird, den er am meisten gefürchtet hat, den schwarzen Mutterschlund.

Angst vor Nähe und Trennung

Das Angst-Thema knüpft nahtlos an das der Ambivalenz an, ist die Angst doch der eine Pol der Ambivalenz, der andere ist das sehnsüchtige Verlangen. Zwischen Skylla und Charybdis muss der Liebende sein Liebesschiff hindurchsteuern. Eine andere Metapher findet sich in Goethes berühmten Gedicht *Selige Sehnsucht* (1814) im west-östlichen Diwan: Den Schmetterling zieht es unwiderstehlich zur Flamme, die seinen Tod bedeutet; Goethe spielt zwischen den Zeilen durchaus auf das Dilemma der Liebenden an.

> »In der Liebesnächte Kühlung,
> Die dich zeugte, wo du zeugtest,
> Überfällt dich fremde Fühlung,
> Wenn die stille Kerze leuchtet.
>
> Nicht mehr bleibest du umfangen
> In der Finsternis Beschattung,
> Und dich reißet neu Verlangen
> Auf zu höherer Begattung.
>
> Keine Ferne macht dich schwierig,
> Kommst geflogen und gebannt,
> Und zuletzt, des Lichts begierig,
> Bist du Schmetterling verbrannt.«
> (Goethe, 2005 [1814], S. 19, V. 5–16).

Hauptsächlich sind es zwei Ängste, die sich gegenüberstehen, sich aber ohne Weiteres vermischen können: Näheangst und Trennungsangst. Näheangst kann einen ganz archaischen Charakter haben, es ist die Angst, in einen Mutterschlund eingesaugt zu werden, in den Ort, von dem wir kommen, und dass es auch den ebenso archaischen *Wunsch* gibt, in den Mutterschlund zurückzukehren, macht die Angst eher größer. Es ist auch die Angst vor Abhängigkeit, die Angst, sich in seiner Freiheit empfindlich eingeschränkt zu sehen, wenn man sich auf eine Liebesbeziehung einlässt. Diese Ängste können so stark sein, dass sie jede Verliebtheit im Keime ersticken, und wenn sie doch geschieht, bleibt sie eine Sehnsuchtsliebe, weil die Näherung an das Liebesobjekt zu viel Angst macht. Barthes (1988 [1977], S. 236; Hervorh. i. Orig.) gibt uns ein Beispiel für die ängstliche Unsicherheit des Liebenden. Jede kleine Regung des Geliebten verwandelt sich sofort in ein Zeichen, das bedeutungsschwer ist, aber nicht eindeutig:

> »Wenn mir der Andere diese neue Telefonnummer gegeben hat, war sie ein Zeichen wofür? War es eine Einladung, sie *sofort* zu benutzen oder nur *gegebenenfalls*, im Notfall? Meine Reaktion wird ebenfalls ein Zeichen sein, das der Andere zwangsläufig deutet, so daß er damit ein tumultuöses hin und her von Bildern zwischen ihm und mir entfesselt. [...] Manchmal wenn ich zu viel über ›nichts‹ nachgedacht habe [...], bin ich erschöpft; ich versuche dann ruckartig, wie ein Ertrunkener, der mit den Fersen über den Meeresboden schleift, zu einem *spontanen* Entschluß zurückzufinden [...]: *Nun, so ruf ihn doch an, wenn du Lust dazu hast!* Aber diese Zufluchtnahme ist vergeblich: Das Zeitmaß der Liebe erlaubt es nicht, Impuls und Akte in Einklang zu bringen, sie koinzidieren zu lassen: Ich bin kein Mensch der kleinen *acting-out*-Regungen: mein Wahn ist gemäßigt, er zeigt sich nicht; ganz *plötzlich* habe ich Angst vor den Folgen, vor jeder Folge, es ist meine Angst – meine zögernd-abwägende Einstellung – die ›spontan‹ ist.«

Eine Möglichkeit, dem gefährlichen Mutterobjekt sozusagen in die Augen zu sehen, ohne verschlungen zu werden (um hier Odysseus zu bemühen: sich sozusagen an den Mast binden lassen, um so den Gesang der Sirenen ertragen zu können), es im Gegenteil beherrschen und kontrollieren zu können, ist die sexuelle Perversion. Die hat mit romantischer Liebe ja nun gar nichts zu tun, aber die Angst ist dieselbe, Symbioseangst nannte sie Stoller (1979 [1975]). Einen Fetisch oder ein perverses Ritual ist eben ungleich leichter in Schach zu halten als ein menschliches Objekt, dem man gerade als Liebender ausgeliefert ist. Und auch wenn beim Don-Juanismus (vgl. Hirsch, 2016, S. 97ff.), bei der Eroberung all der Frauen, Verliebtheit eine Rolle spielt, so stirbt diese gleich, nachdem das (sexuelle) Ziel erreicht ist – bloß keine (Abhängigkeits-)Beziehung!

Die andere, die Trennungsangst, kann auftreten, schon bevor eine Beziehung überhaupt begonnen hat, sie kann ihre Entstehung, eine mögliche Trennung antizipierend, verhindern. Vielleicht meint das Barthes (1988 [1977], S. 42), wenn er schreibt:

> »Dasselbe scheint auch für die Angst des Liebenden zu gelten: Sie ist die Furcht vor einer Trauer, die bereits stattgefunden hat, von Anbeginn der Liebe an, von dem Augenblick an, da ich hingerissen war. Jemand müßte mir sagen können: ›Haben Sie keine Angst mehr, Sie haben ihn (sie) bereits verloren.‹«

Wir haben gesehen, dass das Paradies nie erlangt werden kann, das macht traurig, sogar wenn der Geliebte anwesend ist (ähnlich auch Hohage, 1997, S. 19). Angesichts der Unmöglichkeit, die Sehnsucht erfüllt zu bekommen, verfällt man vielleicht in den Modus des Nicht-haben-Wollens (Barthes, 1988 [1977], S. 122; Hervorh. i. Orig.), das

> »durch die folgende gewagte [aber resignierte] Regung von der Begierde durchpulst bleiben [sollte]: *Ich liebe dich* ist zwar in meinem Kopf, ich bringe es aber nicht über die Lippen. Ich spreche es nicht aus. Stumm sage ich zu dem, der nicht mehr oder noch nicht der Andere ist: *Ich halte mich zurück, Sie zu lieben.*«

Resignation und Trauer können aber leicht ins Gegenteil umschlagen: Der Geliebte ist mir etwas schuldig! (ebd., S. 121) Ich will es sofort, ganz haben! Die auf dem Fuße folgende Angst wäre die vor der eigenen Aggression, die so stark werden könnte, dass sie, wenn nicht die Zerstörung des Objekts, dann aber die Zerstörung der Beziehung bewirkte – der Liebende würde verlassen werden. Diese Angst ist auch eine Schuldangst kleinianischer Dimension – würde ich das geliebte, gehasste Objekt verschlingen, wäre das sein (und mein) Tod.

Sehnsucht

»Nur wer die Sehnsucht kennt,
Weiß, was ich leide!
Allein und abgetrennt
Von aller Freude,
Seh' ich ans Firmament
Nach jener Seite.
Ach! der mich liebt und kennt,
Ist in der Weite.
Es schwindelt mir, es brennt
Mein Eingeweide.
Nur wer die Sehnsucht kennt,
Weiß, was ich leide!«

Goethe, Wilhelm Meisters Lehrjahre, *2005 [1795/96]*

Das Scheinparadox, dass man sich nach einem Objekt sehnen kann, obwohl es da ist, beweist, dass das Objekt des Sehnens ein anderes, dahinter liegendes ist. »Was, ist denn das Verlangen nicht immer das gleiche, ob das Objekt nun anwesend oder abwesend ist? Ist das Objekt nicht immer abwesend?« (Barthes, 1988 [1977], S. 29) Vielleicht kann man die Traurigkeit *post coitum* (»post coitum omne animal triste«) so verstehen: Beim Orgasmus hat man für einen Augenblick das ersehnte Verschmelzungsziel erreicht, eine Ahnung vom »Paradies« bekommen, hat es aber nun gleich wieder verloren – Trauer. Das Sehnen befindet sich in einem Übergangsraum, einem Sehnsuchtsraum, gefüllt mit träumerischer Phantasie. In diesem Raum ist die sehnsüchtige Phantasie der Vereinigung mit dem realen, aber entfernten Objekt enthalten. So ist die Sehnsucht(sphantasie) eine Kompromisslösung des Ambivalenzkonflikts: Ich bin mit ihm verbunden, aber er kommt mir nicht zu nahe. Bewusst möchte man sich ihm nähern, unbewusst braucht man die Distanz.

Eine Patientin will die Gruppenpsychotherapie beenden, die sich an eine jahrelange analytische Einzeltherapie angeschlossen hat. Sie habe viel erreicht, ein gewisses Niveau erreicht, wenn ihr auch irgendetwas noch fehlen würde. In der Gegenübertragung (d. h. in meiner Beziehung zur Patientin) wächst meine erotisierte Sehnsucht nach einer idealisierten, jugendlichen Mutterfigur in der

> Patientin wieder an (siehe später das Kapitel über erotisierte Gegenübertragung). Die Patientin ist aber ambivalent, gerade hat sie über ihre Eifersucht auf andere weibliche Gruppenmitglieder gesprochen, mit denen sie um mich rivalisiere. Sie äußert ihre Verunsicherung; sie habe erwartet, dass man ihr sowohl zutraue zu gehen als auch dass sie bleiben solle. Sie denkt an die Kindheit, da habe sie immer Sehnsuchtsphantasien gehabt, Sehnsucht, dass der Vater sich ändern würde. Damals träumte sie von einem Bild des Vaters, eines besseren Vaters, der sie vor der Mutter schütze, der wiederkäme eines Tages, und dann wäre alles gut. Ich denke: Wenn sie jetzt geht, dann *bleibt*, was ihr fehlt. Sie würde ihre Sehnsucht behalten, sie wäre mir nicht näher gekommen, hätte sich aber auch nicht von mir getrennt. Sie würde mit einem idealisierten Bild von mir gehen und ihre Enttäuschung, dass ich sie zu wenig (im Vergleich zu den anderen Gruppenmitgliedern) beachtet hätte, zur Seite schieben.

Person (1990 [1988], S. 149) weist auf Reik (1985, S. 106) hin, der darauf besteht, dass man das Ersehnte schon einmal besessen hat: »Der Eifer, das Paradies zurückzugewinnen, entspringt der Erinnerung, daß es der Mensch einmal besaß und verlor.« Aber was haben wir besessen? Das Paradies vor dem Austritt des Menschen aus dem instinktgesteuerten Tierreich, in dem es keine Freiheit der Entscheidung, also keine Schuld gibt (vgl. Hirsch, 2017b [1997]), das Wesen eingebettet ist in die Natur? Oder erinnern wir uns, erinnert sich vielmehr unser Körper an das intrauterine Schweben im Fruchtwasser?

Das Liebessehnen kann sich auch auf religiöse Objekte richten. Im Mittelalter und in der frühen Neuzeit galt Jesus Christus durchaus als Mutterfigur (vgl. Hirsch, 2008b, S. 101f.), das Blut aus seiner Brustwunde galt als Milch der Mutterbrust. Im Pietismus war Jesus Christus der Bräutigam, dem die Braut Kirche mit heißem Liebessehnen begegnete; man denke nur an die zahlreichen einschlägigen Bachkantaten.

Eine Patientin, die sich ihr Trauma in langen Jahren der Therapie von der Seele zu schreiben versuchte, gab mir ein Gedicht:

> »Sehnsucht
> Sehn Sucht
> Seh-Sucht
> Nicht nur ein Wort.

Allumfassende, verschlingende, geflämmte,
zerrissene Auflösung des Seins:
Gefühle schwimmen im kräftigen Gelb,
gelb, mit einem Stich Ocker.
Aus kräftigen Wurzeln, trotzig im Meer verankert,
wächst, an einem mächtigen Stamm,
rankendes, sattes Grün, den ausgebreiteten
Armen Jesu, bis zur Krone, sehnsüchtig entgegen:
Verschmelzende Grenzen zwischen Himmel
und Erde, Anfang und Ende.
In diesen unerreichbaren Sphären ist die Einsamkeit
grenzenlos!«

Ich weiß nicht, ob die Patientin die *Matthäus-Passion* Bachs kannte, jedenfalls hat sie das Motiv der ausgebreiteten Arme Jesu als (mütterlichen) Sehnsuchtsort entwickelt. Dazu habe ich (viel später) geschrieben (Hirsch, 2008b, S. 84f.): Nicht nur Jesus am Kreuz ist verlassen, mutterseelenallein, auch die Jünger, die Gemeinde, der Hörer sind von ihm verlassen. Der Text spricht vom durch Jesus, durch die Kreuzigung verlassenen Kind, das im kleinen verängstigten Küken gesehen wird, nicht aber ohne vorher die Arme Jesu, des selbst Verlassenen, in Arme zu verwandeln, die die Kinder schützen:

»Sehet, Jesus hat die Hand,
uns zu fassen, ausgespannt,
kommt!
Wohin?
In Jesu Armen
sucht Erlösung, nehmt Erbarmen …
In Jesu Armen
lebet, sterbet
ruhet hier,
ihr verlass'nen Küchlein ihr
bleibet
wo?
in Jesu Armen.«

Nicht genug damit, auch Barthes (1988 [1977], S. 31; Hervorh. i. Orig.) verwendet das Bild der ausgestreckten Arme:

> »Der Diskurs der Abwesenheit ist ein Text mit zwei Idiogrammen: Da sind die zum Himmel *erhobenen Arme der Begierde* und die *ausgestreckten Arme des Bedürfnisses.* Ich oszilliere, ich schwanke zwischen dem phallischen Bild der erhobenen und dem Kinder-Krippenbild der ausgestreckten Arme hin und her.«

Wieder scheint es gleich, ob die Arme mütterlich schützend oder begierig empfangend sein sollen – wir haben gesehen: In der Liebesidentifikation ist der Gebende der Empfangende, auch der Beschenkte gibt.

Für mich ist neben Bachs *Matthäus-Passion* die *Winterreise* Schuberts (Text: Wilhelm Müller) das ergreifendste, am meisten Sehnsuchtsgefühle und entsprechende Tränen über einen ungekannten Verlust erzeugende Musikstück. Anders als in der Religion ist das Objekt, das Ziel der Reise des Wanderers im romantischen Lied unbenannt: Das Ziel ist das Wandern selbst: »Die Liebe liebt das Wandern,/Gott hat sie so gemacht ...« (Müller, o.J. [1824], S. 55). Es hält den Wanderer nicht an einem Ort: »Fremd bin ich eingezogen, fremd zieh ich wieder aus./Der Mai war mir gewogen, mit manchem Blumenstrauß./Das Mädchen sprach von Liebe,/die Mutter gar von Eh' ...« (ebd., S. 54) Das Objekt darf nicht real sein (nicht einmal ein reales, mit dem man seine Phantasien verknüpft), als ob ein reales Objekt die Möglichkeit auslöschte, doch mit dem Unerreichbaren zu verschmelzen – das Objekt ist die Sehnsucht selbst.

Schuld und Scham

Das Wichtigste an den Anfang: Schuld und Schuldgefühl sind stets voneinander zu unterscheiden (Hirsch, 2017b [1997]). Schuld entsteht, wenn der Eine dem Anderen oder sich selbst durch Tat oder Unterlassung einen Schaden zufügt. Die Definition des Schadens und der Schuld obliegt äußeren Instanzen (Kirche, Justiz), nicht einmal dem Über-Ich, eher dem Ich, wenn es zur Schuldanerkennung in der Lage ist. Das Über-Ich hingegen macht Schuld-*Gefühl*, und sich schuldig *fühlen* bedeutet ja nicht schuldig zu *sein*. Das Über-Ich kann verschiedene Qualitäten haben; ein freundliches wird eher konstruktiv regulieren und begrenzen, auch besonders prospektiv warnen, wenn jemand etwas Negatives vorhat. Unrealistische, dann auch pathologische Schuldgefühle erzeugen ein feindliches Über-Ich, das sich aufgrund von Mangel-, Entwertungs- und Gewalterfahrungen bildet – solche Schuldgefühle gehen mit Selbstwerterniedrigung und Lebens- und Identitätsbehinderungen einher, sie beeinträchtigen immer die Liebes- und Beziehungsfähigkeit.

Scham ist ein Gefühl, das von einer Instanz, dem Ideal-Ich[2], dann erzeugt wird, wenn man feststellen muss oder befürchtet, dem Anspruch des Ideal-Ich, wie man *sein* soll, nicht entsprochen zu haben, zumal wenn Andere sehen konnten, wie unmöglich man sich gezeigt hat. Schuldgefühl entsteht also, wenn man meint (bzw. das Über-Ich meint), etwas Schlechtes *getan* zu haben, Scham, wenn man nicht so ist, wie man *sein* möchte.

Beide unangenehmen Gefühle werden im Zustand der Verliebtheit nicht vorkommen. Denn der Verliebte idealisiert sich selbst, indem er die Geliebte idealisiert. Beide sind vollkommen, ein göttliches Paar!

Nach einer ersten Phase (bereits nach sechs Wochen?) des Einsseins mit sich und dem Anderen beginnen der Eine wie der Andere langsam auf den Boden der Realität zurückzukehren, das heißt, sich selbst und den Anderen nach und nach realistischer zu erleben. Schuldgefühle können entstehen durch

- erste Abgrenzungsbewegungen, »wenn ich zu einer einfachen Geste der Unabhängigkeit hinsichtlich des Liebesobjektes ansetze« (Barthes, 1988 [1977], S. 112);
- die Entwertung des Anderen (in Gedanken) um sich nicht übermäßig abhängig zu fühlen: »Aus dieser Entwertung ziehe ich einen gewissen Nutzen, sobald mir eine beiläufige Verletzung droht« (ebd., S. 86);
- die »orale Gier«, zu viel vom Anderen haben zu wollen, der einzig für den fordernden Liebenden da sein soll;
- das Gefühl, dem Anderen zu wenig zu geben, zu wenig für ihn »da zu sein«, sowie
- die Absicht, den Anderen allein lassen, gar verlassen zu wollen.

Solche Schuldgefühle entstehen, ohne dass der Andere derselben Meinung sein muss, dieser findet vielleicht gar keine Schuld. Komplizierter

2 Oft werden Ideal-Ich und Ich-Ideal synonym gebraucht; ich ziehe »Ideal-Ich« vor, denn Freud hat vor dem Konzept des Über-Ich (vor 1923) nicht zwischen Über-Ich und Ideal-Ich differenziert, beide fielen unter seinen Begriff des Ich-Ideals.

wird es, wenn man die Schuld nicht nur selbst fühlt, sondern der Andere es einem in genau demselben Sinne vorwirft, oder der Andere wirft einem etwas vor, das man selbst aber gar nicht fühlen kann, auch zu keiner Schuldanerkennung in der Lage ist. Dann fungiert der Andere wie ein nicht sehr freundliches Über-Ich, und das hat wiederum zwei Wurzeln: Entweder hat man ihn so gewählt, er ist dann jemand, der Schuldgefühle macht, oder man projiziert sein eigenes Über-Ich auf ihn in der Art, dass man ihn dazu bringt, die entsprechenden Vorwürfe zu machen.

Wo ist der Dritte, der das klären kann? Es reicht nicht, dass der Andere überzeugt ist, beeinträchtigt worden zu sein, es bedarf wieder eines Dritten, der die Schuld definiert. Reale Schuld dem Anderen gegenüber entsteht, wenn die genannten Impulse, die Schuldgefühle machen, in Handeln umgesetzt werden: den Anderen wirklich verletzen, entwerten, allein lassen, gar verlassen ...

Und wessen sollte sich das »göttliche Paar« schämen, ist es doch vollkommen! Lässt der Überschwang der Verliebtheitssymbiose jedoch nach, beginnt man, sich seiner negativen Eigenschaften wegen zu schämen. Oder man schämt sich, weil man nicht so ist, dass man genügend lieben kann. Und Scham entsteht besonders, wenn man meint, in den Augen (man schämt sich, wenn man *gesehen* wird) der Geliebten als ungenügend zu erscheinen. Wirklich unfair ist es, den Anderen aktiv zu beschämen; man hat ihn ja auch mit seinen negativen Eigenschaften, seinen schwachen Punkten, kennengelernt und sollte besser Abstand davon nehmen, diese als Munition gegen ihn zu verwenden.

Neigt sich die Liebesbeziehung dem Ende zu oder ist sie schon beendet, entsteht in der Rückschau vielleicht Scham, dass man in der Verliebtheit und in der Liebe so gewesen ist, so kindisch, so abhängig, so unterwürfig vielleicht, Scham auch, sich selbst für den Anderen aufgegeben oder aufgeopfert zu haben. Oder umgekehrt: so fordernd, so kalt, so abweisend, so aggressiv und verletzend gewesen zu sein.

Erotik

Über Erotik ist in der psychoanalytischen Literatur wenig zu finden; für die englischsprachige Literatur gibt es eine Erklärung: *erotic* entspricht dort bereits unserem »sexuell« (vgl. Hirsch, 2012, S. 35f.), sodass im Sachregister übersetzter Bücher »erotisch« gar nicht erscheint. Aber auch im deutschen Sprachraum ist man im Bereich er Psychoanalyse allzu schnell wieder bei der Sexualität, wenn es eigentlich um Erotik gehen soll (z.B. Pfannschmidt, 2014); schließlich kommt *Erotik* in Freuds Werk nicht vor. Intellektueller Gleichklang, Sympathie, Erotik, sexuelle Attraktivität: Ein Spektrum von Faktoren, die die Menschen zusammenbringen, jeweils allein oder vermischt. Erotik ist eine Komponente der Liebe, sagt Hohage (1997, S. 17), der sich mit dem Thema beschäftigt hat, er nimmt aber auch eine »erotische Spannung« an, die ohne sexuelle Ziele auskommt und ihre Berechtigung gerade auch im alltäglichen Zusammenleben hat. Mit Recht warnt Hohage (ebd., S. 16) (die Analytiker) davor, Erotik mit »zielgehemmter Sexualität« zu verwechseln; es ist nicht eben alles (gehemmte) Sexualität. »Denn eine gewisse erotische Spannung, auch zwischen gleichgeschlechtlichen Beteiligten, drängt nicht zur Aktion, es bleibt das Spielerische, Virtuelle erhalten, man freut sich zu flirten. Solange der Flirt anhält und nicht etwa seine Qualität verändert, ist er ungefährlich« (Hirsch, 2012, S. 38). Die Erotik will keine Entspannung (wie die Sexualität im Orgasmus), sie hat sich selbst zum Ziel (Hohage, 1997). So ist es durchaus legitim, die erotische Ausstrahlung von Kindern und ein entsprechendes Spiel wahrzunehmen und spielerisch kindgerecht darauf zu antworten. Heute ist es auch ebenso legitim, eine erotische Ausstrahlung und entsprechendes Verhalten der Patienten wahrzunehmen und – vielleicht freundlich ironisch verfremdet – zu beantworten. Auch Psychotherapie ist ein Spiel, wie Winnicott (1973 [1971], S. 49) bemerkte (siehe auch den Abschnitt über Erotik in der therapeutischen Beziehung).

Wenn man möchte, kann man verschiedene Qualitäten von Erotik auf ein Spektrum verteilen:

- die nur erotische, spielerische Spannung zwischen zwei Menschen verschiedenen oder gleichen Geschlechts wie beim Flirt, beim Tanzen, beim »geselligen Zusammensein«
- Erotik als Komponente der Liebe
- Erotik als mögliche Komponente der Sexualität, auch wenn Liebe nicht beteiligt ist

Ähnlich verhält es sich mit der Zärtlichkeit, fügt Hohage (1997) noch hinzu, die in allen Bereichen beteiligt sein kann, wenn auch Erotik ganz ohne (körperliche) Zärtlichkeit vorkommt.

Liebe und Macht

Die Aufgabe ist ja, vom Stadium der Verliebtheit zu einer dauerhaften Liebe zu finden, dazu gehört ihre Integration nicht nur in die äußere Lebensrealität, sondern auch in die nach und nach deutlicher werdenden Charakter- und Persönlichkeitszüge der Liebenden. Person (1990 [1988], S. 214ff.) hat sich ausführlich mit der Verbindung von Macht und Liebe beschäftigt und sie mit vielen Beispielen aus Literatur und Film ausgearbeitet; ich beziehe mich hier im Wesentlichen auf sie. Es sind ja nicht die äußeren Machtverhältnisse zwischen Mann und Frau etwa gemäß einem patriarchalischen Modell gemeint, vielmehr geht es um das oft subtile Spiel von Überlegenheit und Kontrolle auf der einen, Unterlegenheit und Unterwerfung auf der anderen Seite.

Zu unterscheiden sind unrealistische, auch terroristische Machtansprüche, die oft ein Ohnmachts- und Abhängigkeitsgefühl kompensieren sollen, von tatsächlicher realistischer Machtverteilung. Liebe bedeutet auch immer besitzen, geradezu verschlingen wollen (ebd., S. 215). Das kann übergroße Ausmaße annehmen, wenn die Leidenschaft abnimmt und deshalb vom Anderen immer mehr Zuwendung gefordert wird. Machtansprüche entstehen auch aus Angst, vereinnahmt, seiner Freiheit beraubt, erniedrigt zu werden. Der erst einmal unterlegene Partner wird sich eine Weile fügen, versuchen, dem Anderen zu Willen zu sein, er wird Schuldgefühle entwickeln, denn beide sind voneinander abhängig. Aber der destruktive Charakter der Machtkonstellation wird die Beziehung in eine Krise bringen oder gar zerstören. Spätestens wenn der Unterlegene sich besinnt, nicht mehr alles mit sich machen lässt, sich zurückzieht oder nach außen wendet, wird der »Mächtige« auf seine Machtlosigkeit zurückgeworfen. Ähnliche Verhältnisse von Machtstreben aus Ohnmacht und Angst haben wir bei der Dynamik der Eifersucht bereits kennengelernt.

Wie beim sadomasochistischen Beziehungsspiel hat auch der masochistisch-unterlegene Partner eine Macht über den Anderen, die auf *dessen* Abhängigkeit beruht. So kann in der Unterwerfung eine subtile Machtausübung enthalten sein (ebd., S. 234), ebenso kann die Beherrschung im Mantel der Fürsorglichkeit erscheinen (ebd., S. 235). Machtverhältnisse können aber auch eine die Beziehung stabilisierende Funktion haben, wenn sie einvernehmlich, auch unausgesprochen, ausgehandelt werden (ebd., S. 244f.).

Eine besondere Bedeutung bekommt der Machtfaktor in Beziehungen, in denen von vornherein ein Autoritätsgefälle, also Machtgefälle, vorliegt, sei es real oder in der Übertragung. Natürlich kann die Liebe zwischen Studienrat und Schülerin, Professor und Studentin, Analytiker und Analysandin entstehen, aber die so Liebenden haben die erschwerte Aufgabe, sich und der sozialen Umgebung zu beweisen, dass sich da zwei gleichberechtigte, erwachsene Menschen gefunden haben, die ihre Beziehung auf Augenhöhe gemeinsam gestalten werden. Allzu oft wird in solchen Verhältnissen eine Missbrauchsdynamik erscheinen, die auf einer narzisstischen Kollusion beruht (Hirsch, 1993; 2012), in der der Mächtige die Liebe der Unterlegenen für eigene Zwecke ausbeutet (wir werden uns ausführlicher im Abschnitt »Formen der Liebe in der therapeutischen Beziehung« damit beschäftigen). Es ist ja eigentlich ein Missbrauch der Macht mit den Mitteln der Liebe und Sexualität. Person (1990 [1988], S. 485) macht uns auf eine Warnung Sokrates' aufmerksam, der Jüngling sollte dem liebenden Mann nicht allzu sehr vertrauen:

> »Dieses also mußt du bedenken, o Knabe, und die Freundschaft des Liebhabers kennenlernen, daß sie nicht wohlwollender Natur ist, sondern daß nur nach Art der Speise um der Sättigung willen, gleich wie Wölfe das Lamm, so den Knaben Liebhaber lieben.«

Liebe und Narzissmus

Wenn der Narzissmus nicht einfach Selbstliebe ist, dann ist er Liebe zu einem Objekt, das ganz für den Liebenden da sein, ganz seinen Vorstellungen entsprechen und all seine Bedingungen erfüllen soll. Freuds (1914c) Typen der Objektwahl haben wir schon kennengelernt (siehe Kapitel »Sigmund Freud: Objektwahl«); im Grunde ist das Objekt der narzisstischen Wahl immer ein – vermisster, verlorener, ersehnter – Teil des eigenen Selbst.

> »Er ist der ganze Andere, der ihm eine ästhetische Vision einflößt: Er preist ihn als vollkommen, er rühmt sich, eine vollkommene Wahl getroffen zu haben; er stellt sich vor, daß der Andere, ganz wie er selbst, nicht um dieser oder jener Eigenschaften geliebt werden möchte, sondern als *Ganzes*, als dieses *Ganze*« (Barthes, 1988 [1977], S. 38; Hervorh. i. Orig.).

Freud (1914c, S. 161) stellte sich vor, dass man sein Ich-Ideal (m. E. besser: Ideal-Ich), das Bild des vollkommenen Selbst also, so liebe, wie man sich im primär-narzisstischen Stadium einmal – selbst – geliebt hat. Projiziert man dieses Ich-Ideal/Ideal-Ich auf das Liebesobjekt, liebt man es wie sich selbst, narzisstisch (Freud, 1921c).

Weicht aber das Objekt ab von dem Bild, das der Liebende sich von ihm gemacht hat, entsteht Wut (Kränkungs- und Verlassenheitswut, narzisstische Wut also), und das weiß auch Barthes (1988 [1977], S. 200f.; Hervorh. i. Orig.):

> »Alles, was am Anderen nicht mich betrifft, scheint mir fremd, feindselig; ich erlebe in bezug auf ihn also eine Mischung aus Entsetzen und Strenge: Ich fürchte und verdamme das geliebte Wesen, sobald es nicht mehr mit seinem [d. h. mit dem, das ich mir von ihm gemacht habe] Bild übereinstimmt. [...] [Es] erhält sich ein schmerzlicher Eindruck: Ich sehe, daß der Andere in sich selbst Bestand hat; er selbst ist diese Beständigkeit, an der ich mich stoße. [...] Auf widersprüchliche Weise empfinde ich den Anderen als kapriziöse Gottheit [Projektion!], die mir gegenüber unaufhörlich ihre wechselnden Launen herauskehrt [...]. Anders ausgedrückt, ich sehe den Anderen *in seinen Grenzen*. [...] So empfinde ich die ›Freiheit‹ des Anderen, ›er selbst‹ zu sein, merkwürdiger Weise als kleinmütige Halsstarrigkeit. Ich sehe den Anderen wohl als *solchen* [...], aber auf der Ebene des Liebesgefühls ist dieses *so* schmerzlich, weil es uns trennt und ich mich erneut weigere, die Teilung unseres Bildes anzuerkennen, die Andersheit des Anderen« (ebd., S. 200f.).

Und der Liebende ist empört, weil er die eigene enttäuschte Liebe auf den Anderen projiziert: »Wie kann man nur dieses ich [sic!] nicht lieben?« (ebd., S. 249)

Pygmalion-Komplex

Der Pygmalion-Komplex beschreibt eine Form der narzisstischen Liebe, in der der Liebende sich nur in einen Menschen verlieben kann, den er in irgendeiner Weise selbst geschaffen hat. In der antiken Mythologie verliebt sich der König und Bildhauer Pygmalion in eine von ihm selbst geschaffene Statue, die er Galatea nennt. Die Götter erhören sein Flehen, sie möge doch lebendig werden, und er heiratet sie. Solche Liebespaare findet man zwischen Künstler und Modell, Arzt und Patientin, Regisseur und Schauspielerin, Lehrer und Schülerin, Professor und Studentin und natürlich Lehranalytiker und Lehranalysandin.

Von der Seite des Erzeugers machen zwei Faktoren das Wesen dieser Konstellation aus: einmal die narzisstische Liebe zum selbsterschaffenen Objekt und zum anderen die Notwendigkeit, mithilfe des obligatorischen Machtgefälles über dieses Objekt Macht und Kontrolle zu behalten. Narzisstische Persönlichkeiten herrschen über Andere, besonders ihre Untergebenen, indem sie sie erst narzisstisch aufbauen (sozusagen erschaffen), dann aber ihre Macht wieder behaupten müssen, indem sie sie entwerten und erniedrigen – der Aufgewertete könnte ja irgendwie zum gleichwertigen Rivalen werden, außer Kontrolle geraten. Gleichzeitig bringen sie aber damit die Ambivalenz sich selbst gegenüber – ganz groß/ganz klein – zum Ausdruck, denn schließlich ist die Tochter, die Patientin, die Lehranalysandin, die Untergebene ja sein »Produkt«, ein Teil seiner selbst. Durch Spaltung wird dieser nach außen verlagerte Selbstanteil erst positiv (Selbstergänzung), dann aber wieder negativ bewertet (Kontrollverlust). Die Annahme liegt nahe, dass hier das Oszillieren in einer narzisstischen Mutter-Sohn-Beziehung reinszeniert wird, mit umgekehrten Machtverhältnissen: Die Mutter erhöht den Sohn und sein Geschlecht, um ihn wieder vom Sockel zu stoßen (Hirsch, 2016).

Liebe im Alter

> »Der alte Mann aber hascht vergebens nach der Liebe des Weibes, wie er sie zuerst von der Mutter empfangen; nur die dritte der Schicksalsfrauen, die schweigsame Todesgöttin, wird ihn in ihre Arme nehmen.«
>
> *Freud (1913f, S. 193)*

Die Art der Liebe, um die es im Folgenden gehen soll, ist wahrlich narzisstisch zu nennen: Das heftig ersehnte, geliebte Objekt hat alles und ist alles, was der Gealterte nicht (mehr) hat, was er vielleicht nie so besessen hat: Anmut, Jugendlichkeit, Schönheit, Sexualität – und vor allem: das Leben noch vor sich mit allen seinen Möglichkeiten, die die Angebetete noch ausschöpfen wird, wie es dem verzweifelt Liebenden vielleicht nie möglich war, auf jeden Fall nicht mehr möglich sein wird. So bekommt die Verliebtheit eine Funktion: Als Repräsentanz des Lebens rebelliert sie gegen das nahe Ende, den Tod. (Ähnlich wie zwei Menschen, die sich auf einer Reise begegnet sind und sich verlieben, bevor und *weil* sie sich trennen müssen.)

> »Wenn nun eine Liebe entsteht zwischen dem alternden, auch müden Mann und einem Jüngling, liebt der Ältere bestimmt nicht einen, der so ist wie er selbst, viel eher doch jemanden, der entweder so ist, wie er selbst war (und nicht mehr ist), oder jemanden, der so jung und jugendlich ist, unschuldig und unverbraucht, wie man selbst sein möchte. Mit Hilfe der Phantasie von der Verschmelzung mit dem Knaben oder Jugendlichen verschafft man sich die Illusion der Unsterblichkeit, der ewigen Jugend« (Hirsch, 2017a, S. 111).

Patrik Süskind (2005, S. 19f.) schildert die Situation des gealterten Thomas Mann: Er ist 75 Jahre alt, er ist überlastet, macht sich Sorgen um die Weltpolitik, ist wegen der Krankheiten von Frau und Tochter in Sorge und ständig von kleineren Körperbeschwerden geplagt: »Der Mann hat Probleme und Kummer zuhauf und gewiss alles andere im Sinn, als sich, noch dazu in seinem Alter, auf erotische Eskapaden einzulassen.« Ich denke aber: Die Liebe geschieht gerade *wegen* des Kummers und besonders *wegen* der Nicht-Akzeptanz von Alter und Tod.

> »Eines Nachmittags zum Tee, im Garten des Hotels, wird er bedient von einem neunzehnjährigen Hilfskellner mit braun gewelltem Haar, braunen Augen, feinen Händen, plumpem Nacken und einem Gesicht, das im ›Profil nicht sangeswürdig‹ ist, *en face* aber ›unendlich gewinnt‹. Der Junge heißt Franzl, stammt aus einer Gastwirtsfamilie am Tegernsee« (ebd., S. 20).

Süskind (ebd.) zitiert Thomas Mann aus dessen Tagebuch: »Noch einmal also dies, noch einmal die Liebe, das Ergriffensein von einem Menschen, das tiefe Trachten nach ihm – seit fünfundzwanzig Jahren war es nicht mehr da und sollte mir noch einmal geschehen.« Alle schweren Gedanken sind nun wie weggeblasen, Krankheiten und der ferne (Korea-)Krieg spielen keine Rolle mehr. »Hingegen ist von überragender Bedeutung, ob beim Diner der italienische Oberkellner oder aber jener Franzl die Tomatensuppe serviert; ein Glücksmoment, wenn er ein paar Worte mit ihm wechseln kann« (ebd., S. 20).

Und Thomas Mann schreibt in sein Tagebuch: Alles ist »durchtränkt und überschattet [...] von entbehrender Trauer um den Erreger, Schmerz, Liebe, nervöse Erwartung, stündliche Träumereien, Zerstreutheit und Leiden.« Aber es ist ja nicht die Trauer um den fernen Geliebten; Thomas Mann weiß wohl: Der Schmerz hat sich »vertieft und verstärkt zu einer allgemeinen Trauer um mein Leben und meine Liebe. Nähe des Wunsches zu sterben, weil ich die Sehnsucht nach dem göttlichen Knaben [...] nicht länger ertrage.« Schließlich sieht er also den Grund für den Schmerz doch wieder in der unglücklichen Liebe.

In dem schönen Film *Tod in Venedig* hat Luchino Visconti in der Hauptfigur eine Synthese vorgenommen: In ihr ist der Dichter von Aschenbach aus Thomas Manns Novelle enthalten, dann der Komponist Gustav Mahler, denn er macht den Helden zu einem Komponisten und verwendet Mahlers Musik, hauptsächlich das *Adagietto* aus der *Fünften Sinfonie*, und gleichzeitig ahnen wir, dass auch Thomas Mann selbst in ihr dargestellt ist (und auch Visconti?).

Der depressive Held ist krank. Er soll sich in fremder Umgebung von seiner Herzschwäche erholen. Er fährt an den Lido von Venedig, will sich nicht ganz vom gesellschaftlichen Hotelleben zurückziehen und erblickt einen Jüngling, der dort mit Mutter und Geschwistern zur Sommerfrische weilt. Würde sich von Aschenbach in die Mutter verlieben, er wählte so das Leben. »Es ist aber der Jüngling, ein Ephebe, zu dem sich nun eine immer intensivere Sehnsuchtsliebe entwickelt und der nun auch seinerseits den Älteren anblickt, und wir ahnen, dass in der Liebe Gefahr enthalten ist, Leben und Tod in ihr auch verschmelzen können« (Hirsch, 2017a, S. 109). So sind alle Bedingungen der narzisstischen Liebe im Alter erfüllt, es entsteht ein Antagonismus von Leben, Liebe, Sexualität – und Tod. »Tragisch wird es, wie im Film, wenn der Eros im Dienste des Thanatos arbeitet, wenn die Liebe, die das Leben bedeuten soll, dem Tod zum Sieg verhilft« (ebd., S. 111). Denn wegen seiner Amour fou reist von Aschenbach nicht ab, er bleibt im choleraverseuchten Venedig.

Wie von Aschenbach krank und müde eigentlich Erholung in einer Kur sucht, begab sich der 72-jährige Goethe in das böhmische Marienbad, wo er sich in die 17-jährige Ulrike von Levetzow, die mit der Mutter und den beiden Schwestern den Sommer dort verbrachte, in heftiger Leidenschaft verliebte.

> »Blind vor Liebe wagte er zwei Sommer später 1822 das beinahe Undenkbare, nachdem er mit Ulrike seinen 74. Geburtstag im selben Bad

> gefeiert hatte: Mit Hilfe seines Freundes Großherzog Carl-August von Sachsen-Weimar-Eisenach hielt er schriftlich und formell bei Ulrikes Mutter, Amalie von Levetzow, um die Hand des Mädchens an.«[3]

»Kein Mißbilligen, kein Schelten macht die Liebe tadelhaft«, rechtfertigte Goethe vor Carl-August sein Bemühen. Goethes Antrag wurde höflich abgelehnt.

> »Nach dieser bitteren Erfahrung setzte der Liebende seinem entsagungsvollen Liebeserlebnis schon in der Kutsche nach seinem Aufbruch aus Marienbad ein lyrisches Denkmal: Die Marienbader Elegie, ein Klagelied, das laut Goethe ›das Produkt eines höchst leidenschaftlichen Zustandes‹ ist.«[4]

Auch hier das Aufbäumen gegen Alter und Tod durch ein zwar reales, extremes Gefühl, das aber mit der Realität nicht vereinbart ist. (Muss man nicht vermuten, dass Goethes tragikomisches Schicksal ein Vorbild für Thomas Manns Gedanken zur Liebe im Alter als Aufbäumen gegen den Tod war?) In der Schlussstrophe der *Marienbader Elegie* deutet Goethe den Weg vom vollen Leben zum Tod an:

> »Mir ist das All, ich bin mir selbst verloren,
> Der ich noch erst den Göttern Liebling war;
> Sie prüften mich, verliehen mir Pandoren,
> So reich an Gütern, reicher an Gefahr;
> Sie drängten mich zum gabeseligen Munde,
> Sie trennen mich, und richten mich zugrunde«
> (Goethe, 1993 [1823], S. 385, V. 133–138).

Liebe und Tod

Der Punkt, an dem Liebe und Tod sich treffen, scheint mir die erlebte oder ersehnte Verschmelzung zweier Liebender zu sein. Sie sind verschmolzen, es gibt keine Individuen mehr, sie sind ausgelöscht, ge-

3 Marienbader Elegie [Wikipedia-Artikel]. https://de.wikipedia.org/wiki/Marienbader_Elegie (16.07.2017).

4 Ebd.

storben. Die Vereinigung von Goethes Schmetterlings mit der Flamme, von der er unwiderstehlich angezogen wird und die ihm den Tod bringt, ist ein Bild dafür. So aber wird die Liebessehnsucht nie ganz erfüllt werden können, denn das wäre der Tod. Oder umgekehrt: Nur im Tod können die Liebenden ganz (und ewig) verschmelzen. »Die wahre Liebe macht den Gedanken an den Tod häufig, leicht, schreckenlos; er wird ein einfacher Gegenstand des Vergleichens, wird der Preis, den man für sehr viele Dinge zahlen würde« (Stendhal, 1981 [1822], zit. n. Süskind, 2005, S. 32). Die Liebesehnsucht wäre also immer eine Todessehnsucht.

Deshalb sollte man die alten Geschichten von *Tristan und Isolde, Romeo und Julia, Pelléas et Mélisande*, die in der Romantik wieder auflebten, natürlich von *Werther* oder von der *Schönen Müllerin* nicht konkretistisch verstehen. Die Geschichten handeln zwar vom Tod als Konsequenz einer unrealisierbaren Liebe, aber sind sie nicht zwischen den Zeilen Geschichten einer jeweils vollständig »erfüllten« Liebe, die ihr höchstes Ziel, die absolute Vereinigung – wenn auch im Tod –, erreicht hat? Wollte nicht Isolde in der Verzweiflung über ihre unerwiderte Liebe Tristan und sich selbst den Todestrank geben? Der aber wurde mit dem Liebestrank vertauscht – schließlich sterben aber doch beide fast gleichzeitig – Tristan in einer ekstatischen Selbstmordhandlung, Isolde durch einen psychischen Tod, sie ertrinkt »in des Welt-Atems wehendem All«. Ihre letzten Worte scheinen mir eine absolut primärprozesshafte Beschreibung des Fusionserlebnisses (im Tod) zu sein:

> »In dem wogenden Schwall,
> in dem tönenden Schall,
> in des Welt-Atems
> wehendem All –,
> ertrinken,
> versinken –
> unbewußt –,
> höchste Lust!«
> (Wagner, *Tristan und Isolde*, zit. n. Barthes, 1988 [1977], S. 270).

Bei *Romeo und Julia* sind es Schlaftrunk, Gift und Dolch, die den (fast) gleichzeitigen Tod herbeiführen. Bei *Werther* ist nun der Selbstmord das Mittel der absoluten Vereinigung:

> »Er stirbt in dem erklärten Bewußtsein, daß sie [Lotte] durch seinen Tod nun für immer die Seine sei, daß er ihr nur vorangehe und in einer anderen Welt warten werde, bis sie komme. Und dann, so schreibt er ihr, ›fliege ich dir entgegen, und fasse dich und bleibe bei dir vor dem Angesicht des Unendlichen in ewigen Umarmungen‹« (Süskind, 2005, S. 37f.).

Interessanterweise sieht Barthes (1988 [1977], S. 212; Hervorh. i. Orig.) Werthers Suizidabsichten ganz anders:

> »Im *Werther* wird die Szene von einer Erpressung gekrönt: ›Lassen Sie mir noch ein klein wenig Ruh, es wird alles werden‹, sagt Werther in klagendem und drohenden Ton zu Lotte: Und das heißt: ›Sie werden mich bald los sein‹: eine Äußerung, die von Wollust geprägt ist, weil sie genau so phantasiert wird wie eine letzte Replik. Damit das Subjekt der Szene sich mit einem letzten, einem wirklichen Machtwort ausrüsten kann, bedarf es nichts weniger als des Selbstmordes: Durch die Ankündigung des Selbstmordes wird Werther unverzüglich zum *Stärkeren der beiden:* Womit einmal mehr deutlich wird, daß nur der Tod den Satz, die Szene unterbrechen kann.«

Bei Süskind ist Werthers Selbstmord das Mittel der Verschmelzung, er ist fusionär, bei Barthes anti-fusionär, abgrenzend, sich selbst vor dem Anderen und der Fusionsgefahr rettend. Aber Barthes (ebd., S. 198f.) kannte beide Kehrseiten der Selbstmordmedaille:

> »Der Selbstmordgedanke aber rettet mich dann [...]: Ich atme auf und schmücke diesen Gedanken mit Farben des Lebens, sei es, daß ich ihn aggressiv gegen das Liebesobjekt richte (eine sattsam bekannte Erpressung), sei es, daß ich mich in der Phantasie im Tode mit ihm vereine.«

Und genau das Doppelte findet sich in den neueren psychoanalytischen Konzepten der Suizidalität. Zuerst ist Heinz Henseler (1974) hervorzuheben, der Selbstmord als einen Ausweg aus »narzißtischen Krisen« (in unserem Zusammenhang natürlich Liebesunglück) verstand, aber nicht nur einfach in dem Sinne, dass es eine aggressive Abgrenzung gegen ein verfolgendes, vereinnahmendes Objekt wäre (anti-fusionär), dem man sein Leben vor die Füße wirft. Henseler betont vielmehr eine andere Seite, nämlich die Phantasie, sich in einen transzendenten Zustand der harmonischen Ruhe zu begeben, in ein besseres Leben im Tod sozusagen:

> »*Eine* Möglichkeit aber müßte die sein, der *narzißtischen Katastrophe*, dem völligen Zusammenbruch des narzißtischen Gleichgewichts dadurch zu entgehen, daß man ihr *aktiv zuvorkommt*, indem man sein Selbstgefühl rettet, auf seine Identität als Individuum aber verzichtet, was gleichbedeutend ist mit einer *Regression auf den harmonischen Primärzustand*. Die Phantasien, die hinter einem solchen Agieren stehen, müßten Ruhe, Erlösung, Verschmelzung, Wärme, Geborgenheit, Triumph, Seligkeit u.ä. beinhalten« (ebd., S. 84).

Jürgen Kind (1992, S. 16; Hervorh. i. Orig.) schließt sich an:

> »Wir werden deshalb [...] mit Suizidalitätsformen konfrontiert, die dem Prinzip des *Zurück zum vertrauten Ungeschiedenen* folgen und die in der Literatur unter Bezeichnungen wie ›Verschmelzung‹, ›Wiedervereinigung‹, ›Suche nach der verlorenen Symbiose‹ zu finden sind.«

Und der Autor sieht auch die doppelte Dynamik:

> »Suizidalität [...] kann sowohl den Wunsch des Subjekts ausdrücken, mit dem Objekt zu verschmelzen, als auch Abgrenzungsdienste leisten bei der dabei vom Subjekt gespürten Gefahr, das eigenständige Ich zu verlieren. Sie kann damit sowohl im Dienste des Verschmelzungswunsches (fusionäre Suizidalität) als auch in Dienste derjenigen Kräfte stehen, die Verschmelzung, nun als Gefahr gespürt, abwenden wollen (anti-fusionäre Suizidalität)« (ebd., S. 35).

Werther tötet *sich* als Rettungsmaßnahme und mit der Phantasie der letzten Vereinigung. Heinrich von Kleist lebte diese Vereinigungsphantasie aus mit einer realen Gefährtin, Henriette Vogel (zu der seine Liebe nicht besonders groß gewesen sein dürfte; er berauschte sich eher an der Idee vom gemeinsamen Tod, zu dem sie, schon krebskrank, bereit war). Süskind (2005, S. 34f.) sieht Kleists Vorhaben mit einiger ironischer Distanz:

> »Kleist, in seinen letzten Briefen, den Selbstmord klar im Visier, birst geradezu vor Lebensfreude und erotischer Erregung. Monatelang ist er

> nach einer Frau hausieren gegangen, die bereit wäre, mit ihm gemeinsam zu sterben. Endlich hat er eine gefunden, die krank und depressiv und dumm genug war, sich begeistert darauf einzulassen. [...] Sie schreibt ihm hingerissene Zettelchen, er schreibt ihr Liebesbriefe, wie es schönere in deutscher Sprache kaum gibt. Er kniet morgens und abends nieder, um Gott für das ›allerqualvollste Leben‹ zu danken, das je ein Mensch geführt habe, weil ›Er es mir durch den herrlichsten und wollüstigsten aller Tode vergütigt‹.«

Seiner Cousine gegenüber schwärmt er, er habe eine »vergötterte Freundin« gefunden, zu der er sich mit Macht hingezogen fühlt. »›Und ich kann Dir nicht leugnen‹, so schließt er, ›daß mir ihr Grab lieber ist als die Betten aller Kaiserinnen der Welt‹« (ebd., S. 35f.). Kleist erschoss am 21. November 1811 zuerst seine Begleiterin und dann sich selbst am Kleinen Wannsee zwischen Berlin und Potsdam.

Am Schluss soll eine dichterische (Wilhelm Müller, o.J. [1823], S. 52) und musikalische (Franz Schubert) Schilderung der Todessehnsucht eines unglücklich Verliebten stehen, das Schlusslied *Des Baches Wiegenlied* des Liederzyklus *Die Schöne Müllerin:*

> »Gute Ruh', gute Ruh'!
> Thu' die Augen zu!
> Wandrer, du müder, du bist zu Haus.
> Die Treu' ist hier,
> Sollst liegen bei mir,
> Bis das Meer will trinken die Bächlein aus.
>
> Will betten dich kühl,
> Auf weichem Pfühl,
> In dem blauen krystallenen Kämmerlein.
> Heran, heran,
> Was wiegen kann,
> Woget und wieget den Knaben mir ein!
>
> Wenn ein Jagdhorn schallt
> Aus dem grünen Wald,
> Will ich sausen und brausen wohl um dich her.
> Blickt nicht herein, blaue Blümelein!
> Ihr macht meinem Schläfer die Träume so schwer.

Hinweg, hinweg
Von dem Mühlensteg,
hinweg, hinweg, böses Mägdlein,
daß ihn dein Schatten, dein Schatten nicht weckt!
Wirf mir herein dein Tüchlein fein,
Daß ich die Augen ihm halte bedeckt!
Gute Nacht, gute Nacht!
Bis alles erwacht,
Schlaf' aus deine Freude, schlaf' aus dein Leid!
Der Vollmond steigt, der Nebel weicht,
Und der Himmel da oben, wie ist er so weit!«

II. Liebe in der analytischen Psychotherapie

»Sexuelle Phantasien und Gefühle sind unvermeidlich.«

Gabbard (1994b, S. 1085)

Liebe in Psychotherapie und Psychoanalyse – von der Erotik über das sexuelle Begehren bis hin zur borderline-artig sexualisierten Aggression – und die Überschreitung der durch Abstinenz, Asymmetrie und Rahmen an sich wohldefinierten Grenzen der therapeutischen Beziehung durch sexuellen Missbrauch sind zwei noch immer tabuisierte Bereiche. Die Übertragungsliebe war von Beginn an ein Markenzeichen der Psychoanalyse – im Feuer der Übertragung sollen frühe konfliktuöse und traumatisierende Beziehungserfahrungen erlebt und nachträglich überwunden werden (»Goldmine«). Trotzdem erfährt man in der psychoanalytischen Ausbildung wenig über die mannigfaltigen Formen der »Liebe in der Analyse« (so das Motto der DGPT-Tagung 1996), und auch später spielt sie im psychoanalytischen Diskurs eine marginale Rolle, wenn auch einige wenige klassische Veröffentlichungen sozusagen als Meilensteine herausragen. Das relative Tabu trägt dazu bei, dass die Grenzen der Übertragung hin zum Ausagieren immer wieder von Psychoanalytikern und Psychotherapeuten überschritten werden, die ihrer sexuellen Gegenübertragung insofern erliegen, als sie den symbolischen Raum der therapeutischen Beziehung verlassen und missbräuchlich eine reale sexuelle Beziehung agieren (»Minenfeld«). Die schöne Doppelmetapher der zweifachen Bedeutung der »Mine« sowohl für die überragende Bedeutung der Übertragungsliebe (auch der Gegenübertragungsliebe) für die psychoanalytische Psychotherapie als auch für die immense Zerstörungskraft für den Fall ihres grenzverletzenden Missbrauchs hat Person (1994 [1985]) gefunden und mitgeteilt. Ich habe mir erlaubt, sie als Titel für meine ausführliche Untersuchung des Ge-

genstands zu entlehnen (Hirsch, 2012), auf die ich mich im Folgenden weitgehend beziehe.

Zum Thema Liebe in der psychoanalytischen Therapie gehören die drei Voraussetzungen Abstinenz, Asymmetrie der Beziehung und Rahmen, auf die zuerst eingegangen werden soll.

Die Forderung nach Abstinenz

Dass die Liebe in der therapeutischen Beziehung eigentlich nicht realisiert werden kann, ist vielleicht der Grund, warum sie (so häufig) entsteht. Umso wichtiger ist die professionelle Beantwortung, die mit dem Begriff der Abstinenz verbunden ist, damit sie der Entwicklung der Patientin förderlich ist und kein Schaden entsteht. Die Abstinenzforderung in Freuds (1915a) bekanntem Aufsatz »Bemerkungen über die Übertragungsliebe«, den er unter dem Eindruck der missbräuchlichen Liebesaffären C. G. Jungs mit seiner Patientin Sabina Spielrein und Sándor Ferenczis mit seiner Patientin Elma, der Tochter seiner Freundin und späteren Ehefrau Gizella Palos, verfasste, dient erst einmal dem Schutz des Analytikers vor den Triebkräften der Patientin, als ob von ihr die Gefahr ausginge und der Analytiker ihr Opfer würde. Die Abstinenz soll aber auch durch Frustration der Triebwünsche der Patientin die Motivation steigern, den Ursprüngen dieser Wünsche auf die Spur zu kommen, insbesondere damit das, was immer in der therapeutischen Beziehung erlebt wird, auf die infantile, pathogene Situation zurückgeführt werden kann:

> »Die Kur muß in der Abstinenz durchgeführt werden; ich meine dabei nicht allein die körperliche Entbehrung, auch nicht die Entbehrung von allem, was man begehrt, denn dies würde vielleicht kein Kranker vertragen. Sondern ich will den Grundsatz aufstellen, daß man Bedürfnisse und Sehnsucht als zur Arbeit und Veränderung treibende Kräfte bei den Kranken bestehen lassen und sich hüten muß, dieselben durch Surrogate zu beschwichtigen« (ebd., S. 313).

Gemeint ist erst einmal die Entbehrung für die Patientin, die Versagung ihrer Triebansprüche, und zwar die relative Versagung im Leben der Patientin und die absolute durch den Analytiker.

Die Gegenübertragung erwähnt Freud zweimal: Sollte die Analyse wegen der Übertragungsliebe abgebrochen werden, trete diese gesetzmäßig *auch bei einem nächsten Analytiker* auf, und diese Tatsache

> »bedeutet […] eine kostbare Aufklärung und eine gute Warnung vor einer etwa bei ihm bereitliegenden Gegenübertragung. Er muß erkennen, daß das Verlieben der Patientin durch die analytische Situation erzwungen wird und nicht etwa den Vorzügen seiner Person zugeschrieben werden kann, daß er also gar keinen Grund hat, auf eine solche ›Eroberung‹, wie man sie außerhalb der Analyse heißen würde, stolz zu sein« (ebd., S. 308).

Die andere Gelegenheit: Freud warnt davor, mit dem Feuer der Übertragungsliebe zu spielen und der Patientin entgegenzukommen. Der Analytiker solle vielmehr eine eventuelle entsprechende Gegenübertragungsreaktion unterdrücken: »Ich meine also, man darf die Indifferenz, die man sich durch die Niederhaltung der Gegenübertragung erworben hat, nicht verleugnen« (ebd., S. 313).

Dann aber folgt ein Gedanke, der auch heute noch in Zeiten der Intersubjektivität, des Enactment, der Interaktion und der Übertragungs-Gegenübertragungs-Matrix seine Gültigkeit hat, vielleicht sogar besonders wichtig geworden ist:

> »Die Gewährung des Liebesverlangens der Patientin ist also ebenso verhängnisvoll für die Analyse wie die Unterdrückung desselben. Der Weg des Analytikers ist ein anderer, ein solcher, für den das reale Leben kein Vorbild liefert. Man hütet sich, von der Liebesübertragung abzulenken, sie zu verscheuchen oder der Patientin zu verleiden; man enthält sich ebenso standhaft jeder Erwiderung derselben. Man hält die Liebesübertragung fest, behandelt sie aber als etwas Unreales, als eine Situation, die in der Kur durchgemacht, auf ihre unbewußten Ursprünge zurückgeleitet werden soll und dazu verhelfen muß, das Verborgenste des Liebeslebens der Kranken dem Bewußtsein und damit der Beherrschung zuzuführen« (ebd., S. 314f.).

Freud bezeichnet so bereits einen für die gesamte Abstinenz- bzw. Missbrauchsdiskussion sehr wichtigen symbolischen Raum, auch analytischen Raum, einen Winnicott'schen Spielraum, der durch das Sprechen mit Phantasien, Wünschen und Gefühlen gefüllt wird, der aber, und auch dessen notwendige Grenzen, *durch Handeln zerstört* würde. Deshalb fordert Hansjörg Pfannschmidt (1998, S. 370) einen »erotisch-sexuellen Spielraum«, den er als »initiatorischen Entwicklungsraum«, auch als »Intimraum« (ebd., S. 372) versteht, ein Raum, ähnlich dem wohlverstandenen ödipalen der Kindheit, in dem erotische und sexuelle *Phantasien und Wünsche* gestattet sind, spielerisch ausgemalt, aber keinesfalls durch (missbräuchliches) *Handeln* konkretisiert und realisiert werden sollen.

Die Abstinenzforderung ist gerade deshalb überaus wichtig, weil die Psychoanalyse eine künstliche soziale Beziehungssituation schafft, in der die Eine, die Patientin, in sonst nicht vorkommender Weise aufgefordert wird, alles, aber auch alles zu äußern, während der Andere, der Analytiker, sich in der Äußerung intimer eigener Gedanken und Vorstellungen zurückhält, aber freischwebend aufmerksam zu jedem Zeitpunkt versucht, einen (neuen) Sinn, eine Bedeutung des von der Patientin Geäußerten zu finden. Es handelt sich um eine »Überschreitung der üblichen gesellschaftlichen Konventionen von der Methode her« (Cremerius, 1984, S. 797). Glen Gabbard und Eva Lester (1995, S. 42) empfinden die professionellen Grenzen in der analytischen Situation als paradox, denn beide Beteiligten sollen die Freiheit behalten, sie *psychologisch* zu überschreiten. »In anderen Worten, Prozesse wie Empathie und projektive Identifikation oszillieren hin und her durch die von der analytischen Dyade konstruierte semipermeable Membran.« Die Methode fordert also eine Grenzüberschreitung durch das *Wort*, aber nur »die Begrenzung des *Handelns* sichert den unbegrenzten Raum der Phantasie, den wir brauchen, um überhaupt Analyse betreiben zu können« (Ermann, 1993, S. 15). Begehren heißt eben nicht (automatisch folgende) Erfüllung durch Handeln.

Eine wichtige Klärung des Abstinenzbegriffs in der Psychoanalyse, die all die Jahrzehnte nicht erfolgte, teilt Angelika Ramshorn Privitera (2013) mit: Seit Freud werde eine ethische Abstinenzforderung nicht unterschieden von einer behandlungstechnischen, im Gegenteil, die ethische werde unzulässig aus der behandlungstechnischen abgeleitet. Die ethische Abstinenzforderung, die ja sozusagen die »Triebe«, also die Interessen des Analytikers betrifft, bestehe aber als sozial regulierende Norm *immer*, auch außerhalb der Psychoanalyse, während die behandlungstechnische (die »Triebe« der Patientin sollen nicht befriedigt werden) eine notwendige Spannung im analytischen Raum erzeugen solle, was aber nicht bedeute, dass der Analytiker nicht spontan und authentisch auf die Patientin reagieren könne, im Gegenteil.

Die Autorin schlägt für die behandlungstechnische Seite den Begriff einer »Haltung von reflexiver Abstinenz« (ebd., S. 1206) vor, die es ermöglicht, »dem Prozesscharakter, der intersubjektiven und interaktiven Seite der therapeutischen Situation als einer wechselseitig sich organisierenden Beziehung Rechnung zu tragen, die von Seiten des Analytikers nur reflektierend und selbstreflexiv angemessen gehandhabt werden kann« (ebd.).

Heute versteht man die Abstinenzforderung der Psychoanalyse also nicht als Handlungsanweisung, als Gebot oder Verbot, vielmehr als eine *Haltung*, die die Aufrechterhaltung einer Spannung zwischen Wunsch und Bedürfnis einerseits und ihrer Bedeutungserforschung durch Nichterfüllen, Nichthandeln andererseits ermöglicht. Und das betrifft natürlich sowohl die (Liebes-)Bedürfnisse der Patientin als auch genauso die Bedürfnisse (und Impulse) des Therapeuten oder Analytikers. »Diese Haltung hat für mich deshalb auch nicht vorrangig mit Verzicht oder Triebeinschränkung zu tun, sondern ist die *optimale Einstellung einer Entwicklungssituation* gegenüber« (Pfannschmidt, 1987, S. 206; Hervorh. i. Orig.). Diese Definition der Abstinenz als Haltung geht weit über ein »defensives« Konzept der Abstinenz (Körner & Rosin, 1985), Abstinenz also als Enthaltung und Versagung, hinaus.

Freud (1915a, S. 318) diskutiert zwar die Gegenübertragung des Analytikers, also seine eventuell entstandenen, auch sexuellen, Bedürfnisse nicht weiter, schon gar nicht eine damals nicht gedachte *Übertragung* des Analytikers auf die Patientin, aber er fügt doch einen Gedanken hinzu, der sich heute in den genannten Zeiten der Intersubjektivität als zentral und eminent wichtig herausstellt: »Damit steht es für ihn [den Arzt] fest, daß er keinen persönlichen Vorteil aus ihr ziehen darf. Die Bereitwilligkeit der Patientin ändert nichts daran, wälzt nur die ganze Verantwortlichkeit auf die eigene Person« (ebd.). Im selben Sinne schreibt Pfannschmidt (1998, S. 373):

> »Für [den Analytiker] […] geht es hier nicht um seine Bedürfnisse, sondern um die seines Analysanden, was aber nicht heißt, dass es nicht um sein Erleben und seine Affekte ginge, sie gerade sind das Material, aus dem der Analysand wesentliche Teile seines beschädigten Körpergefühls ersetzen können muß. Die Ausübung dieser Art von Abstinenz ist eine eigene Art von Glück, so wie es für Eltern eine eigene Art von Glück sein kann, die Entwicklung der Kinder zu sehen, zu begleiten und sich als Material und als Raum für diese Entwicklung gebrauchen zu lassen.«

Thea Bauriedl (1998, S. 353, Hervorh. i. Orig.) bringt es auf den Punkt: »Man befriedigt eindeutig sein Bedürfnis *als Analytiker* (das Bedürfnis, wirksam zu arbeiten) und verwechselt diese Rolle nicht mit der eines Ersatzpartners, der beim Patienten die durch andere Personen erlittenen Schmerzen wieder gutmachen soll.«

Das Wesen der Abstinenz ist also der Verzicht des Analytikers oder des Therapeuten auf die Befriedigung eigener narzisstischer und Trieb-, das heißt sexueller und aggressiver, Bedürfnisse durch die Patientin bzw. in der therapeutischen Situation (Hirsch, 1998). Das schließt das reflektierte Mitagieren und das kontrollierte Spiel in der quasi psychodramatischen Inszenierung keineswegs aus, auch nicht die *Freude* am gemeinsamen Spiel, wenn das wohlverstandene Interesse der Patientin gewahrt bleibt.

Abstinenz bedeutet also, dass die Bedürfnisse des Analytikers in keinem Moment an die erste Stelle treten dürfen. Wenn sie, unvermeidlich, in die Interaktion einfließen, muss der Analytiker in der Lage sein, sozusagen wieder in die zweite Reihe zurückzutreten, um die analytische Reflexion, gegebenenfalls verbunden mit der Benennung seines Anteils, wieder zu ermöglichen. Aber außer dem Honorar und der Gratifikation, die er durch die positive Entwicklung der Patientin gewinnt, darf er nichts haben wollen, das heißt wollen schon, aber er darf es nicht einfordern und realisieren. Eine so verstandene Abstinenz bedeutet, dass der Analytiker bei allem Mitspielen doch vermeidet, einen therapeutischen, das heißt symbolischen, Raum zu verletzen (Winnicott, 1973 [1971], S. 118), indem er seine eigene »Geste« einbringt. Denkt man aber intersubjektiv, erkennt man, dass Winnicotts Forderung gar nicht erfüllbar ist, da man bewusst oder unbewusst immer eigene Gedanken oder Impulse in die Beziehung einbringt. Die Aufgabe dabei aber ist unbedingt, und darin zeigt sich die Professionalität des Analytikers, eigene Vorstellungen, aber auch Affekte, selbstanalytisch – sozusagen blitzschnell – zu diagnostizieren, zu modifizieren, zu filtern und dementsprechend zurückzugeben oder aber zurückzuhalten, wie es für die Patientin nützlich ist.

Asymmetrie in Zeiten der Intersubjektivität

In Zeiten der Intersubjektivität, des gemeinsamen therapeutischen Spiels (vgl. Hirsch, 2004, S. 146ff.: »Aktive Elemente in der Therapie traumatisierter Patienten«), gar der Äußerung von »Leidenschaft« seitens des Analytikers (Coen, 1994) aber stellt sich die Frage der Asymmetrie erneut. Trotz aller Interaktion muss ein Gefälle erhalten bleiben: Die Patientin soll sich uneingeschränkt öffnen, der Analytiker dagegen hält sich zurück, äußert zwar Persönliches, soweit es der Patientin nützt, nicht aber Privates, Intimes (Ralf Zwiebel in einer Diskussionsbemerkung auf der DGPT-Tagung, Lindau, 2002). Gerade durch dieses Gefälle wird die Übertragung der Patientin auf den Analytiker als Autoritätsfigur begünstigt, an die sie umso eher kindliche Wünsche und durchaus Liebesgefühle richtet, durch die Übertragung dann aber auch abgrenzende und rebellische Aggression entwickeln kann. Zwar zeigt sich der Analytiker immer mit seiner Person, Ausstrahlung, Körperhaltung und -gestik, seiner Stimmfärbung, Einrichtung der Praxisräume und den Bildern an der Wand, aber das, was auch immer der Analytiker sagt oder tut, soll ausschließlich dazu dienen, dass die Patientin etwas über sich erfährt, nicht über den Analytiker. Thomas Ogden (1997, S. 111) meint, der Analytiker äußert nicht direkt seine Gedanken und Gefühle, sondern spricht *über* das, was er denkt und fühlt, denn in seiner Reverie, seiner Träumerei, geht es unter Umständen um sehr intime Bereiche. Die Selbstöffnung *(self-disclosure)* hat also enge Grenzen, insbesondere wenn es um die Grenze zwischen den Gedanken, die der Patientin nützen könnten, und denen geht, die den narzisstischen (Bewundertwerden), aggressiven (sadistischen) und natürlich erst recht den libidinösen Bedürfnissen des Analytikers entsprechen.

Auch nach der Beendigung einer analytischen Therapie wird sich nicht einfach eine »normale« Beziehung herstellen, sie wird immer Übertragungs- und Gegenübertragungsreste behalten. Und zwar insbesondere deshalb, weil die Asymmetrie der Beziehung nie ein gleichberechtigtes Paar (»Augenhöhe«; die Patientin bleibt *immer* noch zum Teil sozusagen auf der Couch liegen, der Analytiker hinter der Couch sitzen) entstehen lässt.

> »Für mich steht fest, daß durch diesen Prozeß eine Beziehungsstruktur zwischen Patientin und Analytiker etabliert wird, die im ödipalen Bereich der zwischen Vater und Tochter entspricht, die sich demnach auch nach Abschluß der Analyse in der Frage der Abstinenz nicht auflösen kann« (Pfannschmidt, 1987, S. 211).

Also kann die Beendigung der Therapie keineswegs die Erlaubnis einschließen, sozusagen »zur Tagesordnung« zum Beispiel einer sexuellen oder sonst gearteten Alltagsbeziehung überzugehen. Das Inzestverbot ist ja auch nicht einfach aufgehoben, nur weil der Sohn oder die Tochter erwachsen ist, und der Studienrat kann nicht einfach mit der gerade 18 Jahre alt gewordenen Schülerin Sex haben, ohne befremdliche Blicke auf sich zu ziehen, wenn er auch keine explizite, juristisch definierte Norm verletzt haben mag.

In ihrem Buch *Boundaries and Boundary Violations in Psychoanalysis* widmen Gabbard und Lester (1995, S. 149) ein ganzes Kapitel dem Schicksal der Übertragung nach Beendigung der Therapie:

> »In der analytischen Arbeit kann man es als starkes Argument ansehen, dass sexuelle Beziehungen nach Beendigung sowohl als unethisch als auch Ergebnis schlechter klinischer Arbeit in praktisch jedem Fall anzusehen ist. Dieser Standpunkt wird äußerst überzeugend durch die Forschung über das Schicksal der Übertragung nach der Beendigung von Analysen gestützt.«

Auch nach einer erfolgreichen Analyse behält die Patientin eine komplexe mentale Repräsentation des Analytikers, die Übertragung kann sogar nach der Beendigung *stärker* werden, sie verschwindet nicht etwa als Ergebnis der analytischen Arbeit, schon gar nicht restlos. Also hat Freud (1912b) recht, wenn er bemerkt, dass die Übertragung kindlicher Liebesverhältnisse wie ein Klischee lebenslang anhalte und durch aktuelle Erfahrungen nicht vollständig aufgehoben werden könne.

Inzwischen sind in den (deutschen) psychoanalytischen Berufsverbänden Ethik-Richtlinien erlassen worden, die auch eine unbestimmte Zeit nach Beendigung einschließen:

> »Psychoanalytische Tätigkeit bedarf einer Kompetenz zur gesicherten Einhaltung von Disziplin und Abstinenz in allen sprachlichen und körperlichen Äußerungen. Verbale Angriffe (z. B. taktlose und kränkend-entwertende Äußerungen) beschädigen die psychoanalytische Arbeit ebenso wie körperliche Übergriffe. Psychoanalytiker sind deshalb verpflichtet, ihre Kompetenz und ihre persönliche Autorität nicht zur Befriedigung eigener narzisstischer, erotischer oder aggressiver Bedürfnisse zu missbrauchen. Die Verpflichtung zur Abstinenz gilt auch über die Beendigung der analytischen Arbeitsbeziehung hinaus« (DPV, 2006, S. 10).

Der analytische Rahmen

Die analytisch-therapeutische Beziehung ist real und irreal zugleich. Sie nimmt den Charakter des Rituals an, in dem Symbol und Phantasie, auch Übertragung (und Gegenübertragung) dadurch einen großen Raum bekommen, dass das Handeln ihnen gegenüber zurücktritt. Der analytische Raum wird gefüllt mit Vorstellungen, Wünschen und Phantasien; neben der Abstinenz und der Asymmetrie macht der Rahmen, in dem sich der virtuelle Raum entfaltet, die therapeutische Beziehung zum Ritual. Die vereinbarten Bedingungen des Rahmens verhindern neben der Abstinenz und der Asymmetrie als drittes Bollwerk, als Gesetz, als Drittes, die Realisierung von archaisch-narzisstischen, aber auch ödipalen Wünschen, sie geben sowohl der Patientin als auch dem Analytiker Sicherheit. Der Rahmen ist und setzt eine Grenze, und gerade dadurch, dass er die Realisierung bedrohlicher, Angst machender Vorstellungen und Bedürfnisse begrenzt, können sie überhaupt erst gedacht und erlebt werden; wie zerstörerisch sie auch andrängen, der Rahmen garantiert das Überleben der Beziehung, wie immer auch aggressive und sexuelle Kräfte sie attackieren mögen.

Im Zusammenhang mit ihrer Untersuchung von Grenzüberschreitungen narzisstischer und sexueller Natur in der Psychoanalyse erläutert Anne-Marie Sandler (2007) die Bedeutung des Rahmens: Der Rahmen definiert das Setting, nämlich den Raum (der konstante, festgelegte Ort der analytischen Therapie), die Zeitstruktur (die Frequenz der Sitzungen pro Woche, auch definierte Ferienunterbrechungen), die Art des Settings (Einzeltherapie im Sitzen, auf der Couch, Gruppenpsychotherapie oder kombinierte Einzel- und Gruppenpsychotherapie), das Honorar bzw. die Kassenregel, auch unter welchen Bedingungen ein Ausfallhonorar gezahlt werden muss, darüber hinaus »die prinzipielle Privatheit und Vertraulichkeit sowie das Fehlen von physischem Kontakt (mit Ausnahme der Länder, in denen es üblich ist, am Beginn und Ende der Stunde die Hand zu geben)« (ebd., S. 96).

Auf einen Punkt, der mit der zeitgenössischen Entwicklung der Psychoanalyse hin zur Intersubjektivität zusammenhängt, weist Sandler (2007, S. 96) besonders hin: »Mit dem zunehmenden Verständnis von Übertragungs- und Gegenübertragungsagieren, besonders bei primitiven seelischen Zuständen und mit dem Erkennen ihrer Ubiquität, wird es schwierig, festzulegen, wann eine Grenzüberschreitung zu einer Grenzverletzung wird.« Sandler bezieht sich auf Thomas Gutheil und Glen Gabbard (1993), die zwischen relativ harmlosen Grenzüberschreitungen und ernsten, schädlichen Grenzverletzungen unterscheiden. Beide entstünden »aus dem Agieren unbewusster Phantasien« (ebd., S. 97). Phantasie ursprünglich des Einen, die durch die schwache Grenze auch zu der des Anderen, also zu einer gemeinsamen geworden ist. Die nicht so destruktive Grenzüberschreitung erlaubt eine Rückkehr zur analytischen Haltung und abstinenten Distanz, die destruktive Grenzverletzung aber nicht.

Liebe in der Übertragungs-Gegenübertragungs-Matrix

Unter den besonderen Bedingungen der analytischen Psychotherapie nimmt die Beziehung der Beteiligten eine besondere Qualität an: Heute spricht man von einer gemeinsamen Übertragungs-Gegenübertragungs-Matrix (Ogden, 1997), auch vom analytischen Feld (Ferro, 2002). Gerade weil Handeln nicht vorgesehen ist, können heftige Affekte entstehen, in der vergangenes und gegenwärtiges Erleben den analytischen Raum füllen wie ein Vakuum, denn er ist gerade *nicht* mit anderen Aufgaben oder Zielsetzungen besetzt.

Die Auffassungen über die therapeutische Beziehung als einzigartiges Konstrukt einer asymmetrischen Intimbeziehung haben sich im Laufe der Geschichte der Psychoanalyse immer wieder und gründlich verändert. Solange die Übertragung positiv gefärbt den Fluss der Analyse befördert, war sie willkommen, eine negative, aggressive, auch sexuelle Qualität dagegen wurde leicht als Widerstand – gegen den Fortgang der Analyse – aufgefasst. Die Gegenübertragung wurde lange als bloße Reaktion des Analytikers auf die Übertragung gesehen; da sie ja nicht bloß aus Gedanken und Vorstellungen des Analytikers besteht, sondern mit zum Teil heftigen Gefühlen verbunden ist, störte sie das Konzept des neutralen Arztes, der nüchtern seinen Gegenstand – das Unbewusste der Patientin – analysierte (»Chirurgen-Metapher«). Die Gegenübertragung musste also unterdrückt, niedergehalten werden (Freud, 1915a 1914, S. 313), wie schon erwähnt.

Dieses defensive Konzept wurde von Paula Heimann (1950, S. 180f.) grundlegend verändert, ein Konzept, in dem

> »die emotionale Antwort des Analytikers auf seinen Patienten [...] ein Forschungsinstrument im Hinblick auf das Unbewußte des Patienten

> [ist]. […] Unsere grundlegende Annahme ist, dass das Unbewußte des Analytikers das des Patienten versteht. Dieser psychische Kontakt […] kommt in Form von Gefühlen an die Oberfläche, die der Analytiker in seiner Reaktion auf den Patienten, in seiner Gegenübertragung, wahrnimmt.«

Bei Heimann ist es noch die Antwort des Analytikers auf den Patienten. Wenig später erweitert Harold Searles (1959) das Konzept der Gegenübertragung um den Aspekt des Narzissmus des Analytikers, der seine Analysanden als sein Produkt versteht (siehe unten: »Pygmalion-Komplex«). Searles fügt also einen Faktor ein, der allein vom Analytiker stammt. Auch Otto Kernberg (1978 [1975], S. 68) ist seiner Zeit voraus, denn er verstand Gegenübertragung als »die gesamte emotionale Reaktion des Psychoanalytikers auf den Patienten in der Behandlungssituation.« In Heimanns (1950, S. 180; Hervorh. M.H.) berühmter Arbeit über Gegenübertragung steht aber doch auch der Satz: »Mein Eindruck ist jedoch, daß bisher nicht genügend betont wurde, daß es um eine *Beziehung* zwischen zwei Personen geht.«

Immer wieder gab es sozusagen prophetische Gedanken. Bereits 1958 versteht Karl Menninger (1958, S. 85) psychoanalytische Therapie als »two-party transactional relationship«. Nicht nur würde der Analytiker auf den Analysanden reagieren, vielmehr fordert Menninger darüber hinaus: »Aber ungeachtet dessen, was er bewußt zu sein und zu tun versucht, der Analytiker tendiert dazu, auf die unbewußten Rollen zu reagieren, die er [!] dem Patienten zuschreibt« (ebd., S. 86). Später sprach Joseph Sandler (1976) von der »Bereitschaft zur Rollenübernahme«. Inzwischen denkt man mit Ogden (1997, S. 20):

> »Ich verwende den Begriff Gegenübertragung, wenn ich mich auf die Erfahrung der Übertragungs-Gegenübertragungsbeziehung des Analytikers und seinen Beitrag dazu beziehe. […] Ich sehe Übertragung und Gegenübertragung nicht als trennbare Entitäten, die als Reaktion aufeinander auftreten; nach meinem Verständnis beziehen sich diese Begriffe auf Aspekte einer einzigen intersubjektiven Totalität, die von Analytiker und Analysand separat (und individuell) erfahren wird.«

Die Übertragungs-Gegenübertragungs-Matrix entspricht also Antonino Ferros (2002, S. 3) analytischem Feld als der »Matrix möglicher Geschichten«.

Man könnte hier fragen, ob das Konzept von Übertragung und Gegenübertragung überhaupt noch gültig ist, doch ich denke, als Verfremdung und Verzerrung einer aktuellen Beziehung durch die Externalisierung verinnerlichter, teils unbewusster Beziehungserfahrungen vergangener Zeiten hat sie durchaus weiter ihre Berechtigung. Man kann sagen, Übertragung und Gegenübertragung finden *innerhalb* einer komplexen therapeutischen Beziehung statt, einer von beiden Beteiligten geschaffenen Übertragungs-Gegenübertragungs-Matrix.

Durch das Phänomen der projektiven Identifikation wird das Konzept der Gegenübertragung noch weiter relativiert: Durch das Eindringen »einer spezifischen affektiven Erfahrung« (Modell, 1990, S. 65) in den Empfänger, zum Beispiel den Analytiker, wird dieser dazu gebracht, so zu empfinden und so zu reagieren, wie es den unerträglichen Anteilen des Selbst des Senders entspricht. Es »findet eine Vermischung der inneren Realität von Patient und Therapeut statt, die in einem Gefühl von Verwirrung für beide Teilnehmer mündet« (ebd., S. 90). Durch diese Grenzverwischung ist gar nicht mehr klar auszumachen, wo der Ursprung der affektiven Beziehungsqualität liegt. Ist die Verliebtheit des Analytikers durch die Verführung durch seine Analysandin aufgrund projektiver Identifikation zustande gekommen, er selbst im Übrigen »unschuldig«? Oder liebt er jemanden mit sexuellem Begehren, der lediglich Zärtlichkeit und Verständnis braucht, während er den Anderen für seine sexuellen Bedürfnisse ausbeuten möchte? Der Begriff der Gegenübertragungsliebe kann also nur als Ausschnitt eines größeren intersubjektiven Gesamtgeschehens verstanden werden.

Jean Laplanche (1996 [1992], S. 179) ist erstaunt, dass Freud in den »Bemerkungen über die Übertragungsliebe« (1915a) mit keinem Wort seinen Aufsatz »Zur Einführung des Narzißmus« (1914c), der ein Jahr früher erschienen war, erwähnt. Die Erklärung ist einfach: Freud will auf jeden Fall die Gegenübertragungsliebe als *von der Patientin provoziert* darstellen, auf keinen Fall ihren Ursprung im Narzissmus des Analytikers sehen! Man ist auch erstaunt, wenn man liest, mit welch tendenziöser Haltung noch kürzlich Stefano Bolognini (2008, S. 64) die Verantwortung für das interpersonelle Liebesgeschehen *bei der Patientin* lässt:

> »Bei der *erotischen Übertragung* hingegen riskiert der Analytiker, von einer libidinösen und narzisstischen Erregung angesteckt [!] zu werden, die viel wirksamer, hinterlistiger und anziehender ist: Der Ödipus tritt erneut auf, aber diesmal ist seine Neuauflage glaubhaft und anregend.

> [...] Im Bereich der erotischen Übertragung kann der Patient den Anderen mittels unendlich vieler Projektionen ›erschaffen‹, in ihm diese oder jene Gefühle gemäß eines inneren Drehbuchs hervorrufen. [...] Die Geschichte der Psychoanalyse ist voller Schiffbrüche, die von den erotischen Sirenen, regelrechten bezirzenden Loreleyen, verursacht wurden.«

Der arme Odysseus (nicht Ödipus!) ist so gesehen das Opfer einer Femme fatale; der Analytiker wird zum Opfer einer Patientin, in der er eine verschlingende, archaische Mutter befürchtet oder erlebt (siehe später ähnliche männliche Vorstellungen im Abschnitt über Missbrauch in Therapien).

Intersubjektiv gedacht, ist es völlig nebensächlich, ob nun die sexuellen Impulse von der Patientin oder vom Analytiker ausgehen. Das eine Mal eben von dem Einen, dann wieder vom Anderen, meint Emanuele Bonasia (2001, S. 255f.) und erläutert das an einem Fallbeispiel, in dem die Gegenübertragung (also der Part des Analytikers) der Übertragung voranging: »Eros calls forth eros.« (Die Menschheit wäre ja längst untergegangen, wenn nur zwei Menschen zusammenfänden, die sich *gleichzeitig* ineinander verliebten – nein, der Eine fängt an und induziert, wenn es gutgeht, über kurz oder lang die Verliebtheit im Anderen).

Verschiedene Formen der Liebe in der therapeutischen Beziehung

Es gibt ein ganzes Spektrum von Qualitäten der Liebe in der Psychotherapie, in das aber eine begriffliche Ordnung zu bringen nicht gerade leicht fällt. Man kann sagen, dass der Kern des Spektrums aus drei Qualitäten besteht:

- erotisch-sexuelle Liebe (Übertragungsliebe)
- sexualisierte (engl. *erotized*) Liebe
- (sadomasochistisch) perverse Liebe

Es werden verschiedene Begriffe für diverse Formen der Liebe verwendet: Eine mildere Form wird »normale Sexualität« (Bonasia, 2001, S. 254) oder »normale Liebe« (Kernberg, 1994, der sogar zwischen einer ödipalen und einer neurotischen Liebe unterscheidet) genannt, und die heftigeren Formen heißen »erotization, sexualization oder libidinization«[5] (Bonasia, 2001, S. 254). Lichtenberg (2009) differenziert zwischen Bindungsliebe, romantischer Liebe, Bindungsliebe des Erwachsenen, lüsterner Liebe und Lüsternheit ohne Liebe (mit »lüstern« ist wohl sexuell gemeint). Bolognini (1994) fügt noch eine Liebesübertragung *(loving-transference)* hinzu, sie ist eine zwar noch konflikthaft gehemmte, aber post-ödipale, reife Liebe. Eine freundlich geneigte *(affectionate)* Liebe ist Bolognini zufolge von ruhigem Charakter; diese Form enthält Dankbarkeit, Verzicht und durch die Fähigkeit zum Gefühl der Getrenntheit auch ein Respektieren der Grenzen der Situation.

Ich möchte versuchen, auf der Grundlage dieser Klassifizierungen ein Spektrum der Liebe in der Psychoanalyse/Psychotherapie aufzuzeigen.

Sympathie als Voraussetzung für die Therapie?

Ein gewisses Maß an Sympathie ist wohl die Voraussetzung für die Zusammenarbeit von Patientin und Therapeut in der analytischen Therapie, sie entspricht dem, was Freud (1914g, S. 131) als »milde, unausgesprochene positive Übertragung« oder die »unanstößige [also nicht sexuelle] Komponente« (Freud, 1912b, S. 37) der positiven Übertragung nennt. Dies ist aus der Sicht der Patientin gesehen, und auch vonseiten des Analytikers ist ein gewisses Maß an Sympathie zu wünschen, allerdings muss es wohl nicht übermäßig groß sein. Wenigstens einen Teil der Persönlichkeit der Patientin sollte man mögen können, sozusagen das (traumatisierte) Kind in ihr. Franziska Henningsen (1993, S. 375) beantwortete die drängende Frage eines ihr erst einmal höchst unangenehm erscheinenden Patienten, ob sie ihn denn in Analyse nehmen könne: »Wenn Sie bei mir eine Analyse machen möchten, dann kommt es wohl darauf an, ob es uns [!] gelingt, dieses Kind auch ein wenig zu lieben.« Der Patient hatte bemerkt: »In mir ist ein schreiendes Kind, das schlägt um sich, ist kaum zu bändigen« (ebd.). Den

5 Man beachte, dass im Englischen *erotic* bereits unserem sexuell entspricht (während wir mit Erotik nicht unbedingt Sexualität verbinden). Dementsprechend hat sich für das borderline-artige, drängende und sich der Realität fast wahnhaft widersetzende sexuelle Begehren im englischen *erotized* durchgesetzt; ich würde in diesen Fällen sehr für die Verwendung des deutschen sexualisiert plädieren.

Vorgesprächen folgte in diesem Fall eine jahrelange hochfrequente Psychoanalyse.

Gegenseitige Sympathie beruht auf einem Gefühl des Zusammenpassens; Edmund Slakter (1987) nennt das »Fitting«. Es beruht auf gegenseitiger Identifikation, also der ausreichenden Übereinstimmung von Vorstellungen, der prinzipiellen Akzeptanz des jeweiligen So-Seins. Es entsteht das Gefühl, den Anderen zu verstehen und von ihm verstanden zu werden, auch eine Art Wissen um die Sympathie des Anderen einem selbst gegenüber. Sympathie sollte aber nicht mit Mitleid verwechselt werden, ein übertriebenes, grenzenloses Annehmen wird ebenso künstlich wie unangebracht sein. Ich stimme Kernberg (1999, S. 13) zu, wenn er fordert, Sympathie oder Mitleid durch »Interesse und objektive Besorgnis« zu ersetzen, die der Therapeut nicht verlieren dürfe.

Wenn gerade dem persönlichkeitsgestörten Patienten Sympathie entgegengebracht werden soll (Eckert et al., 2000), hängt diese Forderung sicher damit zusammen, dass man schwerer gestörten Persönlichkeiten oft aversive Gefühle entgegenbringt. Ferenczis (1988 [1985]) *Klinisches Tagebuch* hat ja den Titel *Ohne Sympathie keine Heilung*, und Ferenczi hatte eine besondere Begabung, persönlichkeitsgestörte Patienten zu verstehen und zu behandeln. Freuds (1912b) »Chirurgen-Metapher« ließ dagegen nicht einmal Sympathie zu (Bonasia, 2001, S. 251). Heute ist unser analytisches Über-Ich jedenfalls soweit gemildert, dass wir uns durchaus auf die Sitzungen mit einer sympathischen, jungen Patientin freuen dürfen, wie es Ogden (1997, S. 50) mitteilt. Und Stanley Coen (1994, S. 1115f.) schreibt:

> »In der Tat nahm Mrs. X. korrekt wahr, dass ich sie mochte und mich über die Arbeit mit ihr freute. [...] Für einige Zeit mochten wir uns gegenseitig. [...] Ich mochte es, in der Lage zu sein, dieser brillanten, talentierten und attraktiven Frau zu helfen, [...] und genoss das Gefühl, gebraucht, gewollt, ersehnt (und gehasst) und gleichzeitig sorgend, liebend und sehnend (und hassend) zu sein, wie ich ihre Wünsche beantwortete, von einer Mutter und einem Vater geliebt zu werden.«

Erotik in der therapeutischen Beziehung

Beschreibt man so wie Ogden (1997, S. 50) die sympathischen Gefühle zwischen Patientin und Analytiker, schwingt schon eine Portion Erotik mit (wie man das Wort im Deutschen verwendet). Die Patientin, auf die sich Ogden freute, »war von subtiler Sexualität erfüllt« – was ihn nicht hinderte, sich auf sie zu freuen. Denn eine gewisse erotische Spannung drängt nicht zur Aktion; wie die analytische Beziehung überhaupt bleibt so das Erotische in der Schwebe, in der Suspension. Von Carl Rogers (Shostrom, 1964) wird berichtet, er habe zu einer jungen, attraktiven Patientin, die er Gloria genannt hat, einmal gesagt: »Ich denke, Sie wären eine reizvolle Tochter.« Die deutliche Ironie dabei und die Verbindung von »reizvoll« und Vater-Tochter-Beziehung lässt niemanden auf die Idee kommen, er habe sich mit ihr außerhalb der Sitzungen einmal treffen wollen. (Die Ironie bedeutet Markierung im Fonagy'schen Sinne, mit deren Hilfe sowohl ein plattes Handeln als auch ein Verleugnen der Beziehungsqualität vermieden wird, sodass das, was in der Beziehung enthalten ist, sprachlich kommuniziert werden kann.)

Es ist also in der therapeutischen Beziehung durchaus legitim, positive Eigenschaften der Patientinnen wahrzunehmen und entsprechende Phantasien daran zu knüpfen, auch wenn »perverse« Interessen, nämlich auf Teilobjekte bezogene, enthalten sein mögen: körperliche Attraktivität, ein besonderer Humor, Bildung, Phantasiereichtum – von diesen Eigenschaften ist es nicht mehr weit zu solchen schon immer geforderten wie psychologische Intelligenz, Introspektionsfähigkeit, Reflexionsfähigkeit, Motivation zur Psychoanalyse – warum nehmen wir denn eigentlich welche Patientinnen an? Die erotische Gegenübertragung bzw. der Anteil der gemeinsamen Beziehung, den man so bezeichnet, sollte am ehesten den wünschenswerten Reaktionen der Eltern auf die ödipalen Bestrebungen ihres Kindes entsprechen, die in der Lage sind, sein spielerisch-erotisches Angebot freundlich zu akzeptieren, es anzuerkennen und ebenso spielerisch zu erwidern (vgl. Searles, 1959; Pfannschmidt, 1987; Massing & Wegehaupt, 1987), andererseits aber auch Grenzen zu setzen, die das Kind (die Patientin) vielleicht überschreiten möchte.

Übertragungsliebe – Verliebtsein – Liebe

In Persons (1994 [1985], S. 788) vielzitiertem Bonmot, für die Psychoanalyse sei die Liebe »zugleich eine Goldmine und ein Minenfeld«, ist die erotisch-sexuelle Liebe die Goldmine, solange die nicht allzu drängenden Gefühle einer reiferen Liebe, wenn man so sagen will, eine Begrenzung auf das Fühlen, Denken, auch Sprechen erlauben und die Grenze zur Realisierung, zur Handlung, nicht überschritten wird.

Ein ziemlich distanzloser Patient von Christa Marahrens-Schürg (1993, S. 137) »hatte etwas sehr Verführerisches«. Die Analytikerin hatte schon in den Vorgesprächen den Gedanken, ihn außerhalb der Praxis zu treffen, und der Patient fragte sie nach persönlichen Verhältnissen und wollte gleich anfangs zum Du übergehen – die Analytikerin war auf der Hut: »Es ging von Anfang an um das Errichten [auf der Seite der Analytikerin] und Bekämpfen [von der Seite des Patienten] stabiler Grenzen« (ebd., S. 138). Sexuelle Gefühle drängen nun einmal zur Aktion (Gabbard, 1994b, S. 1085), und die Liebe würde dann doch zum Minenfeld. Das befürchtete ja Freud (1915a, S. 310), der von »Feueralarm« spricht, wenn nämlich die ruhig dahingleitende Analyse von heftigen Liebesgefühlen gestört wird, »wie wenn sich während einer Theatervorstellung Feuerlärm erhebt«. Die Analyse wäre also ein nicht-reales Theater, die starke Liebe dränge dagegen darauf, Realität zu werden. Welche Gefahr Bolognini (2008) für den Analytiker sieht, der sich von zerstörerischen Femmes fatales in Form von Sirenen und Loreleyen bedroht fühlt, haben wir schon gesehen. Von dieser Befürchtung aus entwickelte sich ein »psychoanalytisches Über-Ich«, das zeitweilig das Wahrnehmen *jeder* sexuellen Attraktivität und jeder Erregung des Analytikers als ein Zeichen von Pathologie sah. Der schärfste Vertreter dieser Auffassung ist Ernest Wolf (1992), weil dieser Autor Gefühle, Phantasien und reale sexuelle Beziehung einfach gleichsetzt.

Coen (1994, S. 1108f.) macht die Wirkung eines derartigen analytischen Ich-Ideals (er meint wohl einen engen Begriff von Abstinenz und Neutralität) verantwortlich dafür, dass der Analytiker sexuelle Gefühle seiner Patientin gegenüber nicht erleben kann, sodass deren Entwicklung behindert wird. Wenn dagegen Searles (1959) fordert, dass in *jeder* erfolgreichen Analyse erotische Gegenübertragungsgefühle entstehen *müssen*, setzt er ein entgegengesetztes Über-Ich in die Welt. Auch dieses ist geeignet, erotische Gefühle gerade wegen des damit verbundenen Drucks gar nicht erst entstehen zu lassen. Harold Blum (1973, S. 71) bleibt dagegen gelassen: »Sich in den Analytiker zu verlieben ist keine Bedingung für therapeutischen Erfolg, auch ist sexualisierte Übertragung keineswegs immer ein Vorzeichen von analytischem Versagen.« Im Sinne der Intersubjektivität sind beide, Patientin und Analytiker, für den Verlauf einer Psychotherapie verantwortlich, »nicht nur der Patient mit seiner unbewussten Dynamik [...], sondern ebenso der Therapeut mit seinem eigenen Unbewussten« (Altmeyer, 2011, S. 117). Die Frage ist nicht, ob Liebesgefühle jeder Qualität bei jedem der Beteiligten entstehen dürfen oder sollen, sie entstehen nämlich von selbst oder aber auch nicht, die Frage ist vielmehr, wie damit umgegangen wird: Soll man sie analysieren, das heißt sprachlich symbolisieren und ihre verborgene Funktion und Bedeutung aufdecken, oder sie andererseits realisieren, als wären sie ein Naturgeschehen unter Verleugnung der Bedingungen, unter denen sie entstanden sind. Für den Umgang also damit – Sprechen oder Handeln – ist der Analytiker allein unter Wahrung von Abstinenz, Asymmetrie und Beachtung des Rahmens verantwortlich.

Das Einhalten von Grenzen

Grenzen aufrechtzuerhalten und zu verteidigen sind allerdings nötig, wie eingangs schon erwähnt; Gabbard (1994b, S. 1085) unterscheidet offen sexuelle Beziehungen von subtilem Enactment, in dem verbale und nonverbale Gratifikationen innerhalb des Rahmens agiert werden. Eine erotische Spannung oder sexuelles Begehren wird im Raum stehen, und der Eine oder Andere reagiert auf sie mit kleinen Handlungen, die wiederum beantwortet werden. Ich denke, es ist sekundär, wer den Anfang gemacht hat, wichtig wäre: »reenter the analytic space« (ebd., S. 1088), also zur analytischen Arbeit zurückkehren zu können.

Ein Beispiel von sexueller Gegenübertragung schildert Michael Gorkin (1985, S. 429f.): Die von der Patientin verdrängten sexuellen Phantasien tauchen beim Analytiker auf, der interpretiert sie aber nicht direkt, vielmehr ist er zu einem Containment und Processing, einer Art Selbstanalyse, in der Lage. Er entdeckt in sich keine Rettungsphantasien, malt sich eher ein »schönes Erlebnis« aus (das Wort verwendet schon Freud [1915a, S. 319]: »die ärztliche Aufgabe über ein schönes Erlebnis vergessen«), das aber natürlich nicht realisierbar ist. Es folgen Wehmut, auch Neid (auf die Patientin) und Verzicht. In einem anderen Fall einer masochistischen Patientin entstehen sadistische Gegenübertragungsphantasien (ebd., S. 434); als der Analytiker seine *hyperinquisitiveness* (ebd., S. 435), also ein sadistisches Insistieren, die Patientin müsse doch masochistische Phantasien haben, aufgeben konnte, kam es zu einer freundlichen Atmosphäre, in der die beiden flirteten, bis wieder offen sadistische Phantasien im Analytiker entstanden. Er sprach nicht darüber, aber nach einiger Zeit kam das Geheimnis der Patientin ans Licht: Sexualität sadomasochistischen Charakters mit dem Bruder (sie hatte damals diesen Aktivitäten mit dem Bruder zugestimmt). Es folgten die Äußerungen sexueller, ebenfalls sadistischer Phantasien mit dem Analytiker.

Stets geht es um die Einhaltung von Grenzen zwischen Denken, Fühlen, Sprechen und andererseits Handeln, Ausagieren. Die Beziehungsqualitäten sollen mithilfe der drei Bollwerke: Abstinenz, Asymmetrie und Rahmen in der Schwebe, in einer Art Suspension gehalten werden, um ihren »Als-ob-Charakter« zu gewährleisten. Trotzdem sind die Beziehungsanteile, besonders was die Gefühle und Affekte betrifft, sowohl real als auch gleichzeitig irreal. Coen (1994) fordert, der Patientin »etwas Liebe« zu geben, sonst stimme etwas bei ihm nicht, wenn er zu abgegrenzt und kalt, nur deutend, nur investigativ vorgehe. Aber zu viel wäre eben die Überschreitung einer Grenze.

Wie schwer es sein kann, diese Grenze einzuhalten, beschreibt Gabbard (1994b, S. 1096f.) am Beispiel einer Kollegin: Dr. A. suchte supervisorische Hilfe mit ihrem Problem, sich in einen Patienten heftig verliebt zu haben. Die Analytikerin (Dr. A.) *wollte* die Nähe des Patienten (Herr B.); sie liebe ihn, wolle ihn für sich, mit aller Kraft. Aber obwohl

> »sie sich von ihm ausgeschlossen fühlte, versuchte sie ihm zu helfen, seine Distanziertheit zu analysieren. […] Dr. A. fragte: ›Was, meinen Sie, will ich von Ihnen?‹ Er sagte: ›Ich habe Angst, Sie wollen mich für Ihre eigenen Zwecke benutzen. Ich schaffe es nicht, die Hoffnung zu unterdrücken, aber verdeckt kann ich Sie merken lassen, dass Sie das nicht bekommen können, was in mir ist.‹ Sie fragte […], wie sie ihn benutzen könnte. Er antwortete: ›Das ist eine Beziehung, aber es gibt sie nicht wirklich. Es ist sehr persönlich, aber vollständig einseitig. Ich lass' alles 'raus, aber ich weiß nichts über Sie. […] Ich muss genau so auf meine Mutter reagiert haben.‹ Er sagte auch, dass er sich vorstellte, dass Dr. A. wollte, er solle über seine Sexualität sprechen, aber er wollte seine Privatheit erhalten. Er überlegte, dass er seine inneren Gefühle vor Dr. A. genauso schützte, wie er das vor der Mutter tun musste. Er fühlte, dass seine Mutter seine Gefühle übernommen und sie sich angeeignet hatte. Er fragte sich, ob er Dr. A. provozierte, ihn zu benutzen« (ebd.).

Der Patient fragt mit Recht, woher die Gefühle kommen – will die Analytikerin ihn benutzen oder provoziert er sie? Hat sie seine Gefühle übernommen? Trotz ihrer drängenden Gefühle und Phantasien konnte Dr. A. die Phantasie des Patienten, auch die Übertragung der Erfahrung mit seiner Mutter auf sie, zulassen. Obwohl es stimmte, dass sie ihn (am liebsten) für ihre Zwecke benutzen *wollte*, ihn über seine Sexualität ausfragen *wollte*, konnte sie ihm doch seine Phantasien, seine Ängste und seine Erinnerungen lassen, indem sie *nicht* sagte, was sie fühlte. Denn das hätte es bereits zu ihrer Geste gemacht, hätte ihm seinen Raum genommen, noch *vor jeder Realisierung* eines sexuellen Agierens. Hätte sie von ihrer Liebe gesprochen, wäre der therapeutische Raum bereits zerstört worden, wie Deutungen überhaupt auch zerstörerisch wirken können (McDougall, 1985 [1978]; Grunert, 1989, S. 209; Hirsch, 1997), indem sie der Abwehr unangenehmer, vom Patienten wahrgenommener Realitäten des Analytikers dienen und seiner Macht, eigene sadistische, erotische und narzisstische Bedürfnisse vor die des Patienten zu stellen.

Was tun?

Auf die hypothetische Frage: Was tun? (im Falle des Verliebtseins), lautet die Antwort: Nichts. Man soll die Gefühle lediglich aushalten (Containing, Processing) und sie auf ihre Bedeutung und Funktion hin untersuchen. Ein bisschen kann man aber doch tun: Kernberg (1994, S. 814f.) empfiehlt (und entlastet dadurch gegebenenfalls unser Über-Ich), die sexuellen Phantasien mit der Patientin zu tolerieren und sie sich nicht etwa zu verbieten, man solle sie sich sogar drastisch ausmalen und sich in sie hineinbegeben. Auch Johannes Grunert (1989, S. 224f.) fordert: »Der Analytiker muß […] sich auch in die Vorstellung hineinversetzen können, Liebhaber seines Patienten zu sein. […] Er muß fähig sein zu denken, was die Abstinenz ihm zu tun verbietet, weil es die analytischen Erfordernisse gebieten!« Die eigenen Gefühle in der analytischen Beziehung nicht zu verleugnen, sondern sie sich entfalten zu lassen, ohne sie zu realisieren, ist die zentrale Aufgabe der psychoanalytischen Arbeit. Kernberg (1994, S. 817) schreibt: »Diese Erfahrung ist das für die psychoanalytische Situation Einzigartige: Es wird eine Intensität und Komplexität der Gegenübertragung ausgelöst, die nur kraft des Schutzes, den die Schranken der psychoanalytischen Beziehung bieten, toleriert und als Arbeitsmaterial benutzt werden kann.«

Ein *Narrow escape*

Gefühle von Sympathie und Erotik sind sicher sehr häufig, sicher auch sexuelle Phantasien, die in den Sitzungen bei der Begegnung zweier Körper entstehen, aber nicht mit heftigen, schwer beherrschbaren Gefühlen einhergehen; solche Fälle sind dann doch eher selten. Von einer therapeutischen Beziehung möchte ich berichten (vgl. Hirsch, 1997; 2004), in der mich Verliebtsein und Liebesgefühle am heftigsten gepackt haben. Es war eine langdauernde Phase in der therapeutischen Beziehung, die weitgehend von meinem sehnsüchtigen sexuellen Begehren bestimmt war. Ich hatte auch nie das Gefühl, dass ich mit meinem Begehren etwas übernommen hätte, was in der Patientin verborgen war, etwas erlebte, was sie erleben müsste, ich dachte immer, es wäre mein Problem, das aus mir selbst stammte. Aus größerer Distanz (nach über 30 Jahren) denke ich andererseits natürlich, dass meine Liebe der damals großen Liebe des kleinen Mädchens zum Vater entsprach, der sie gleichwohl über Jahre sexuell missbraucht hatte.

Eine Patientin kam mit schwerer Depression nach einer gescheiterten Ehe in aussichtslosem beruflichen Chaos Mitte der 1980er Jahre als eine der Ersten, die den sexuellen Missbrauch durch den Vater gleich anfangs mitteilten, in die analytische Einzeltherapie. Die ersten Jahre waren von der empathischen Identifikation mit dem Missbrauchsopfer, der aggressiven Auseinandersetzung in der Mutter-Übertragung und immer wieder eifersüchtig-wütenden Gefühlen meinerseits bestimmt, wenn sie ihre Leere mit destruktiven promiskuösen Kontakten bekämpfte. Erst nachdem sie mit einem Partner zusammengezogen und schwanger geworden war, entwickelte ich nach und nach Liebesgefühle sehnsüchtigen Charakters, die einen beträchtlichen Raum meiner Phantasiewelt beanspruchten und von starkem sexuellen Begehren begleitet war. Sicher entstand meine Verliebtheit aus einer Art Trennungsbedrohung durch ihre Partnerbeziehung, vielleicht einer ödipalen Rivalität meinerseits, oder sie war mir auch erst möglich, nachdem ein anderer Mann, als Dritter, eintrat wie ein Schutz vor zu großer symbiotischer Bedrohung (vgl. McDougall, 1986; Hirsch, 2016). Eher erleichtert war ich, dass Frau Y. die Therapie aus verschiedenen Gründen (zum einen war das maximale Krankenkassenkontingent erschöpft, andererseits wollte ich sie wohl nicht allein durch die Schwangerschaft und als Mutter eines Säuglings

> begleiten) in einer analytischen Gruppe unter meiner Leitung fortsetzte. Die Intensität meiner Gefühle schwankte in langen Wellen, aber außer einigen Anspielungen durch die Gruppenmitglieder, Bevorzugungen und Lieblingstöchter betreffend, und manchen Blicken und vielleicht Gesten, kam es nicht infrage, sie anzusprechen, denn ich hatte immer das Gefühl, ich würde auf maßloses Unverständnis stoßen und Verwirrung stiften, und schon die Konkretisierung durch das Wort wäre eine traumatische Realisierung, bereits meine Geste gewesen, der therapeutische Raum wäre zerstört worden. Da aber sicher auf nonverbalem Wege durch Körpersprache und Ausstrahlung, vielleicht von beiden nicht bewusst erlebt, Mitteilungen über die Befindlichkeit des Analytikers die Patientin erreichten, wird vielleicht ein beiderseitiges stummes Wissen um die Beziehung ein ausreichendes Containing gebildet haben, um eine Zeit zu überbrücken, in der eine gewisse Schwäche und Unzulänglichkeit des Analytikers ertragen und toleriert werden konnte, wie ein Kind eine Krankheit von Vater oder Mutter in der Hoffnung übersteht, dass eines Tages Gesundung eintreten wird. Und so änderte sich ja auch die Liebeskrankheit des Therapeuten mit der Zeit durch Selbstanalyse, *internal processing*.

Ich denke, dass der Sinn einer Liebe wie der zu dieser Patientin in der Wiederholung einer inzestuös-narzisstischen Vater-Tochter-Beziehung lag, die nur dadurch reparativ, als *Wiederherstellung* der Ödipalität, wirken konnte, dass sie so intensiv war, ohne aber, wie damals, real zu werden, was ich, aus welchen Gründen auch immer, jedenfalls unter Schmerzen, tatsächlichen Herzschmerzen, vermeiden konnte. Und mein Anteil hatte sicher mit eigenen sowohl frühen als auch ödipalen Sehnsuchts-, aber auch Rettungsphantasien (der kleine Junge will die Mutter retten) zu tun.

Selbstöffnung vermeiden

Sieht man sich die vielen Beispiele von Liebesgefühlen zwischen Analytiker und Patientin an, die ich zitiert habe, zweifelt man vielleicht, ob ich mich nicht hätte öffnen, in irgendeiner Weise mitteilen sollen, wie es in mir aussah, damit das auf die Patientin und ihren schweren Ambivalenzkonflikt in der Liebe zum Vater nutzbringend hätte verwendet werden können. Wenn auch einige Autoren in der Lage waren, entweder die eigenen Phantasien oder die mehr oder weniger verborgenen der Patientin anzusprechen bzw. hervorzulocken, die dann analytisch bearbeitet werden konnten, gibt es doch eine ganze Reihe von Bemerkungen, dass in diesen Fällen gerade ein stillschweigendes Containing ausreicht und das Ansprechen wie eine übergriffige Handlung wirken kann. Man sollte denken, es wäre eigentlich selbstverständlich, Beziehungsqualitäten, die in der Gegenübertragung erscheinen, über kurz oder lang auch für den therapeutischen Fortschritt zu verwenden, dennoch neigt die Diskussion über das Eröffnen von erotischen oder sexuellen Gefühlen zur Empfehlung, direkte, verbale Mitteilungen darüber zurückzuhalten (Searles, 1959, S. 183; Mann, 1999 [1997], S. 101, S. 115; Chused, 1997, S. 271; Kumin, 1985/86, S. 16; Gorkin, 1985, S. 431).

> »Wir würden jedoch eine klare Linie der Selbstöffnung von sexuellen Gefühlen für den Patienten ziehen (Gabbard, 1994a). [...] Die Mitteilung könnte den Patienten überwältigen und verwirren. Sie kann den Patienten mit der inhärenten Verbindung zwischen sexuellen Gefühlen und Handlung bedrohen. Und sie führt häufig zu einem Kollaps des analytischen Raumes wegen des Konkreten, das das Symbolische ersetzt hat« (Gabbard & Lester, 1995, S. 51).

Schon die verbale Mitteilung wirkt also wie eine Handlung, wenn es um Liebesgefühle des Analytikers geht, aber dasselbe gilt ja auch für die direkte Äußerung seiner aggressiven Impulse. Es kommt auf ein Containing dieser Gefühle an (Mann, 1999 [1997], S. 105), damit Scham und Verwirrung, auch verletzendes inzestuöses Eindringen vermieden wird. Das Selbstverständliche wird hier wohl so oft betont, weil der Umgang mit den Liebesgefühlen besonders schwierig ist. Unter Umständen drängt es dann den Analytiker zu sprechen, wenn er zu handeln sich noch Grenzen auferlegt, wohl aus dem Wunsch heraus, es würde doch Realität, wenn er sich eröffne, wie ja das Sprechen Realitäten herstellen kann und dadurch geradezu zum Handeln wird.

Affection

Im Englischen gibt es den Begriff der *affection*, der liebevollen Neigung, so könnte man es übersetzen. Bolognini (1994) verbindet ihn mit einem

Verzicht auf die sexuelle Annäherung, auch wenn der sexuelle Charakter des Begehrens unübersehbar ist. Auch Bonasia (2001, S. 255) schildert für die postödipale Variante der Liebesbeziehung zwischen Analytiker und Patientin, besonders in der letzten Phase der Analyse, einerseits die Fähigkeit der Beteiligten, einander zu respektieren und Grenzen einzuhalten, andererseits aber auch unter Schmerzen zu verzichten. Vielleicht ist *Verzichten* ein Begriff, der das Überwinden der »Liebeskrankheit« bezeichnet, wie es an meinem *narrow escape* deutlich wurde.

Maternal erotic transference – Maternal erotic countertransference

Erotische Gefühle, die sehr körperbezogen sind und Niederschläge sehr früher Körpererfahrungen des Nährens, insbesondere des Stillens, der Reinlichkeit, des Körperkontakts, des passiven Bewegtwerdens etc. enthalten, haben die Analytikerinnen Harriet Wrye und Judith Welles *maternal erotic transference* (MET) bzw. *maternal erotic countertransference* (MECT) genannt. Die Definition der MET: Zärtliche Bedürfnisse und Gefühle werden an den Analytiker und die Analytikerin gerichtet, und zwar solche sensuellen Charakters, auch romantische Gefühle, zum Teil erotisch, dann auch wieder sadistisch-aggressiv oder masochistisch. Dazu gehören alle Arten von sensuellen Körperphantasien in Beziehung zum Körper des Analytikers oder der Analytikerin. Es handelt sich um die »Reproduktion des primären, präverbalen, sensuell-erotischen Kontakts zwischen Mutter und Säugling« (Wrye & Welles, 1994, S. 35). Sicher fällt es meist leichter, derartige Phantasien und infantile Vorstellungen über den mütterlichen Körper bei einer weiblichen Analytikerin zu haben. Deren Gegenübertragung (MECT): Den Patienten wie ein Baby zu versorgen, das man hochnimmt, ihm Körperkontakt gewährleistet, es stillt, badet, säubert etc. Aber diese Sehnsüchte nach einer Art Kleinkind-Paradies enthalten auch einen »erotic terror« (ebd., S. 36): erniedrigt oder gar verschlungen zu werden. Besonders männliche Patienten (und umgekehrt männliche Analytiker, müsste ergänzt werden) entwickeln aufgrund dieser Ängste eine Abwehr: Das typisch männliche Abwehrverhalten ist das *courting*, also das aktive sexuelle Umwerben (der Analytikerin), was dann aber auch wieder (ödipale) Ängste verursacht, sodass man zur Mutter-Baby-Beziehung zurückkehrt, zwischen diesen beiden Polen oszilliert, je nachdem, was gerade die größere Angst macht (ebd., S. 40). Weibliche Patientinnen kehren wegen der ödipalen Enttäuschung zur Mutter zurück – die entsprechende MECT kann dann auch homoerotisch gefärbt sein (ebd., S. 44).

Die entsprechenden Gedanken, Gefühle und Ängste in der MECT sind sämtlich *body-based* und enthalten Impulse der Verwöhnung, des Kleinkindspiels etc., auch den Wunsch und die Angst, ein einziges Wesen in einer gemeinsamen Haut zu sein. Die Autorinnen bestehen darauf, dass diese Impulse verbalisiert und in die analytische Arbeit eingegeben werden sollen, auf keinen Fall dürfen sie etwa durch reale Verwöhnung oder Bemutterung in Handlung umgesetzt werden. Die andere Gefahr, genau wie auch sonst beim heiklen Thema Sexualität in der therapeutischen Beziehung, ist das *freezing*, das heißt, die legitimen Kleinkindwünsche des Patienten nicht erst erkennen und nicht anerkennen zu können.

Die Autorinnen beschreiben typische Gefahren archaischer, perverser oder magischer Wünsche, die beiden verschmelzenden Körper betreffend:

1. grandiose Phantasien, den Patienten wiederzugebären, die Phantasie einer »magischen Brust«, eine Pygmalion-Phantasie, den Patienten erschaffen zu haben
2. Die Distanzierung des Patienten wird mit exzessiver mütterlicher Verführung beantwortet. Die Analytikerin lässt den Patienten nicht gehen, sich nicht entwickeln. Oder umgekehrt: Wenn der Patient Fusionswünsche hat, werden die brüsk abgewehrt.
3. Der *erotic horror* (Kumin, 1985) wird mit schizoider Distanzierung beantwortet. Die Angst vor dem Wunsch des Patienten, in den Körper der Analytikerin einzudringen, ihre Praxis, ihr Haus mit bedürftigen und sonst unerfreulichen Wünschen zu füllen, auch gefährliche orale Gier, führen zu inadäquater Zurückweisung.

Das Verdienst der Autorinnen und der Nutzen des Konzepts liegen meines Erachtens in der Möglichkeit, daran zu denken, dass erotische oder sexuelle Bestrebungen auch von archaischem Charakter, der ersten Körper-Selbst-Ebene entsprechend, sein können, was auch das Ausmaß der Angst erklärt, die diese Bestrebungen erzeugen können. Andererseits gibt es milde, sozusagen harmlose Impulse, den doch leidenden, bedürftigen Patienten körperlich zu versorgen, Phantasien und Impulse, denen natürlich in der Realität nicht nachgegeben wird.

Paternal erotic transference – Paternal erotic countertransference

Analog zum Konzept von Wrye und Welles halte ich entsprechende *väterliche* Übertragungs- und Gegenübertragungsmanifestationen für berechtigt, die naturgemäß nicht in derart archaische Tiefen gehen werden und auch nicht eine unter Umständen massive Abwehr erfordern. Das Wesen dieser durchaus erotischen, aber keineswegs sexuell-begehrenden Beziehungsqualität ist schon in dem Beispiel Rogers', der seine Patientin Gloria »wie eine reizvolle Tochter« erlebte und ihr das auch mit leiser Ironie, auch Selbstironie, mitteilte. Wie bei der MET und MECT sind diese Vorstellungen und Gefühle nicht an die jeweiligen Geschlechter gebunden; wenn der männliche Analytiker nicht allzu gehemmt ist, kann er sich durchaus auch seiner weiblich-mütterlichen Züge bewusst und sicher sein, sodass er die an sie gerichteten Gefühle der Patientin/ auch zulassen kann. Ebenso bei der PET und PECT: Auch die weibliche Analytikerin wird mit einer gewissen wohlwollenden Freude ihren Patienten begegnen, und zwar Freude über ihre Jugendlichkeit, ihre Spontaneität, die Entwicklungen, die sie genommen haben etc. Vom Standpunkt des männlichen Analytikers insbesondere seinen jungen weiblichen Patientinnen gegenüber kann man diese väterliche Beziehungsqualität vergleichen mit der eines erfahrenen Arztes, der den Eifer, die Begabung und die Intelligenz einer Medizinstudentin bewundert und sie wohlwollend in der Erweiterung ihrer Fähigkeiten und Kenntnisse begleitet – das hat viel mit (gegenseitiger) Identifikation zu tun, mit zum Teil wehmütiger Erinnerung, mit Trauer und hoffentlich sublimiertem Neid (auf die Jugend).

> Einmal nahm ich eine Medizinstudentin in eine Kurztherapie, die bereits zweimal durch das Physikum gefallen war und nur noch eine einzige Chance hatte – der Termin für die letztmögliche Prüfung stand schon fest, es waren nur noch vier Monate Zeit, noch dazu von meinen Sommerferien unterbrochen. Gut, sagte ich, dann machen wir eine intensive Kurztherapie, zweimal in der Woche – ohne Garantie! Die gesamte Zeit dieser Kurztherapie hielten meine väterlich-erotischen Gefühle an, die Zeit war ja auch viel zu kurz, als dass negative Übertragungsmanifestationen hätten entstehen können, zumal der eng begrenzte Fokus im Vordergrund stand. Es war mir eine Freude, der jungen nicht nur Patientin, sondern in gewisser Weise auch Kollegin

über Arbeitsstörung und Prüfungsangst nach und nach an ihrem eigenen Beispiel Kenntnisse zu vermitteln. Ich freute mich auch an ihren staunenden Augen und sozusagen offenem Mund, wenn sie allmählich eine Ahnung davon bekam, welche psychoanalytisch relevanten Beziehungskonflikte von der Kindheit an über die Adoleszenz bis hin zum Studium sie behindert hatten – ohne dass sie bisher eine Ahnung davon gehabt hätte: Rivalität mit dem Bruder, ödipale Rivalität um den Vater, große Ambivalenz dem Vater gegenüber, gleichzeitig Angst und Bewunderung einem autoritären, sadistischen Arzt gegenüber, einem Freund der Familie, der ihren allerdings konfliktuösen Berufswunsch mitbegründete, die Rivalität zu dessen Tochter in fast der gesamten Schulzeit, in der sie sich masochistisch stets unterwerfen musste etc. Ein Intensivkurs in psychoanalytischer Psychodynamik – die Prüfung rückte näher, scheinbar gelassen und schicksalsergeben unterzog sie sich ihr, und während sie bei den misslungenen Prüfungen immer knapp unter der geforderten Punktzahl lag, bestand sie diesmal die Prüfung knapp über diesem Limit.

Sexualisierte Übertragung und Gegenübertragung

Freud (1915a) hatte ja für die sexualisierte Übertragung, deren Heftigkeit und von borderline-artigem Fehlen jeder Symbolik geprägten Ich-Syntonizität die Metapher aus Heinrich Heines Gedicht *Die Ratten* (1854/55) entlehnt. Die Ratten stehen bei Heine für die hungernden Proletarier, die sich nicht mehr mit Worten beschwichtigen lassen, sondern darauf bestehen, reale Nahrung zu bekommen.

> »Es sind das Frauen von elementarer Leidenschaftlichkeit, welche keine Surrogate verträgt, Naturkinder, die das Psychische nicht für das Materielle nehmen wollen, die nach des Dichters Worten nur zugänglich sind ›für Suppenlogik mit Knödelargumenten‹. Bei diesen Personen steht man vor der Wahl: Entweder Gegenliebe zeigen oder die volle Feindschaft des verschmähten Weibes auf sich laden« (Freud, 1915a, S. 315).

Die sexualisierte Übertragung beruht auf der Sexualisierung, also Funktionalisierung genital erscheinender Sexualität zu anderen Zwecken. Knapp beschreibt das Marc Hollender (1971, S. 22): »Mädchen, die später eine hysterische Charakterstörung entwickeln, wenden sich an ihre Väter als Ersatzmütter; aus ihnen werden Frauen, die Sexualität einsetzen, um von Männern mütterliche Zuwendung zu erhalten.« Gorkin (1985, S. 424) plädiert dafür, für den Fall der sexualisierten Übertragung die »theoretische Zwangsjacke des Ödipuskomplexes« abzulegen; auch Ivrie Kumin (1985/86) nimmt präödipale Wurzeln heftiger sexualisierter Übertragung an. Hildegard Adler (1997, S. 388) versteht Sexualisierung als »soziales Symptom«, als »verzweifelte Suche nach Intimität« in Mangelsituationen und in diesem Kontext sexualisierte Übertragung als »aufgeblähte Abart der Übertragungsliebe«. Ein Versuch, erlittenen emotionalen Mangel oder den Verlust eines geliebten Menschen zu bewältigen zu versuchen, ist das Auffüllen der verbleibenden Leere mit untauglichen Mitteln, zum Beispiel Sucht, Essstörungen, in unserem Zusammenhang mit Sexualität.

Es gibt zwei Möglichkeiten der Sexualisierung (vgl. Hirsch, 2004), wie es besonders für die Hysterie beschrieben worden ist: Entweder entwickelt sich die kindliche Sexualität frühreif in ein emotionales Vakuum hinein (kein »good enough mothering«, Khan, 1988 [1975]) bzw. der Trieb des Kindes hypertrophiert sozusagen, um den Vater zu einer nachholenden Triangulierung zu zwingen und so einer übermächtigen Mutter-Imago zu entkommen (Rupprecht-Schampera, 1995), oder in den emotionalen Mangel wird gewaltsam die fremde Erwachsenenliebe durch den sexuellen Missbrauch eingepflanzt, implantiert, entweder innerhalb der Familie oder durch Fremde von außen (Hirsch, 2013 [1987]).

Dieser Ablauf, den man auch als sequenzielle Traumatisierung (auf ein Mutter-Trauma folgt ein Vater-Trauma) verstehen kann, hat für das Thema des sexuellen Missbrauchs in Therapien insofern eine Bedeutung, als Inzestopfer prädestiniert sind, später (auch in Therapien) wieder Opfer sexueller Gewalt zu werden. Aber die Verhältnisse sind nicht so einfach, dass diese Patientinnen eine sexualisierte Übertragung entwickeln und die Therapeuten ihrem heftigen Liebesverlangen erliegen. Einmal ist die typische Gegenübertragungsreaktion keineswegs immer ein erwachendes sexuelles Verlangen im Analytiker, eher im Gegenteil – Aversion, Ärger, Hilflosigkeit sind die typischen Antworten. Aber es gibt auch andere Fälle. Marina Gambaroff (1997, S. 109ff.) hat den Mut, über einen Fall zu berichten, in dem ihre mütterlich-therapeutische Haltung einem jungen Mann gegenüber auch nicht weniger wurde, als er sie mit verbalen Anzüglichkeiten bedrängte.

> »Ich fühlte mich mal mehr, mal weniger bedrängt, setzte mich für das Setting ein in dem Gefühl, einen sehr kranken und bedürftigen Menschen vor mir zu haben, für den ich trotz aller Schwierigkeiten ein positives Grundgefühl empfand, aber ich spürte keine sexuelle Resonanz.«

Aber das blieb nicht so:

> »Und dann hat es mich in einer Sitzung gerissen: Ich saß auf meinem Stuhl dem Patienten gegenüber und hatte plötzlich den geradezu unbezähmbaren Wunsch, sexuellen Kontakt mit ihm zu haben. Ich hatte das Gefühl, ich müßte mich auf meinem Stuhl festbinden [Odysseus!], um nicht aufzuspringen und ihn auf die Couch zu ziehen. Ich weiß nur, dass es in der Stunde um kein deutlich artikuliertes sexuelles Thema ging. Im Gegenteil, dieser Wunsch war wie ein Fallbeil auf mich niedergesaust, und ich mußte alle Kraft und Konzentration aufbringen, mich auf dem Stuhl zu halten und die Stunde vorübergehen zu lassen. Nach der Stunde war dieses starke sexuelle Begehren verschwunden, wie weggefegt, und ich war erschrocken über diese unerklärliche Heftigkeit, die mir völlig unverständlich blieb« (ebd.).

Ein Beispiel eines *narrow escape* bei heftig sexualisierter Übertragung und Gegenübertragung also. Regelmäßig ist hinter dieser lautstarken Sexualität ein ganz anderer Mangel oder ein ganz anderer tief liegender Konflikt verborgen. Gambaroffs Patient kündigte an, er werde sich einmal vor der Analytikerin ausziehen. Die Analytikerin konnte ihre Panik unterdrücken, und als er es dann tatsächlich tat, wurde ihr klar, »warum er sich mir zeigen wollte: Der Patient war über und über mit Muttermalen besät, sein Oberkörper war geradezu gescheckt.« Seine Mutter hatte »kein so ›häßliches‹ Baby gewollt [...]. Sie hatte mit ihm eine doppelte Enttäuschung erfahren: Er war kein Mädchen, und er war abstoßend häßlich.« Gambaroff erklärt sich die Heftigkeit ihres sexuellen Verlangens mit der basalen Mangelerfahrung des Patienten und bezieht auch ihre eigene Erfahrung mit ein:

> »Ich vermute, daß das sexuelle Verlangen nach dem Patienten [...] mein Versuch war, gemeinsam mit dem Patienten den unerträglichen Schmerz, aber auch den ungeheuren Zorn abzuwehren, den eine solche narzißtische Abwertung durch die Mutter verursacht, und zwar mit einer stark sexualisierten Gegenübertragung. [...] Erst lange Zeit später [...] fiel mir

> ein, daß meine Mutter mir erzählt hatte, sie habe – nach der schwierigen Geburt mit mir aus der Narkose erwacht – dieses durch die Zange verformte, dichtbehaarte, häßliche Baby gar nicht anfassen mögen.«

Die Autorin ist überzeugt,

> »daß der heftige, geradezu unbezähmbar scheinende Wunsch, zu einem Patienten eine sexuelle Beziehung aufzunehmen, stets ein Hinweis auf traumatische Erfahrungen [...] der Patienten sein dürfte, die nicht in vollem Umfange und mit der vollen emotionalen Wucht zu Sprache gebracht werden können. [...] In solchen Fällen kann eine [...] Übertragungs-Gegenübertragungs-Verschränkung hoch erotisierter Art entstehen, die dazu dienen soll, das Grauen gemeinsam abzuwehren« (ebd., S. 107f.).

Auch Bonasia (2001, S. 257f.) sieht den Sinn der sexualisierten Gegenübertragung in der Vermeidung von Schmerz; schmerzliche Realität wird in Lust verwandelt, selten aber von einer entsprechenden Gegenübertragung beantwortet. Wenn aber doch, dann wegen eines narzisstischen Ungleichgewichts im Analytiker, insbesondere wenn er selbst Verlusterfahrungen machen musste. Auch in einem Fallbericht Gorkins (1985, S. 428) beantwortete der Analytiker das heftige sexualisierte Drängen der Patientin mit sexuellen Gegenübertragungsphantasien; es stellte sich dann heraus, dass die Patientin mit elf Jahren ihre Mutter verloren hatte und die in der gemeinsamen sexuellen Phantasie enthaltene Verschmelzung für die Patientin der einzige Weg zur Mutter darstellte.

Im Falle der sexuellen Grenzüberschreitung in der Analyse oder Psychotherapie ist es in der Regel gar nicht die Patientin, sondern der Analytiker oder Psychotherapeut, der seine eigene und gleichzeitig auch die Bedürftigkeit der Patientin sexualisiert und mit der Sexualität seine Geste einbringt, genau wie der Inzestvater die wahren Bedürfnisse der Tochter verkennt.

Die sexualisierte Übertragung ist nun wirklich keine Goldmine mehr, das Minenfeld ist voller Aggression, die dem unerfüllten emotionalen Mangel entspricht, wenn sie auch erst einmal der Zurückweisung der *sexuellen* Forderung zugeordnet wird. Ich habe ein Beispiel heftiger sexualisierter Übertragung, die eine monatelange Phase einer lang dauernden analytischen Psychotherapie beherrschte, veröffentlicht (Hirsch, 2001) und möchte den Fall hier noch einmal verkürzt wiedergeben.

Frau K. war mehrfach traumatisiert: Sie hatte ihren Vater im Alter von sechs Wochen im Krieg verloren und wurde im Grundschulalter über mehrere Jahre hinweg von ihrer Mutter sexuell missbraucht, die mit ihr eine Art Kinderprostitution betrieb; sie lieh das Kind den Männern auf ihrem Gutshof regelmäßig aus. Die ersten Monate der Therapie waren bestimmt von der Suche nach dem Vater, sie reiste in das osteuropäische Land, von dem sie dachte, dass der Vater dort getötet worden sei, aber ihre Vater-Sehnsucht konnte offenbar nicht genügend gemildert werden, sodass sie mich mithilfe einer extrem aggressiv getönten sexualisierten Übertragung an die Stelle des Vaters setzen musste. Es begann mit einem Traum: »Ach, das erzähl' ich nicht. Man muss ja nicht alles erzählen ... Na gut, also, ich hab' mit Ihnen geschlafen, und es war sehr schön! Jetzt hab' ich es doch erzählt, aber es war ja nur ein Traum.« In der Folge war sie hin und hergerissen zwischen heftiger Verliebtheit und Enttäuschungswut, die sich immer mehr steigerte.

In der nächsten Sitzung begann sie: »Wie gefalle ich Ihnen heute, ich habe extra den dunklen Lippenstift aufgelegt.« Sie hatte mir etwas mitgebracht: Sie packte Blumen aus und fragte, ob ich wisse, was das sei. Ich sagte: »Sicher giftig«. »Ja, das ist Eisenhut, wenn Sie das hier zu sich nehmen, sind Sie tot!« Und dann brach es aus ihr heraus: »So, und jetzt will ich dir mal was sagen, Hirsch, ich habe es satt, diese ganze Scheiße, die du inszeniert hast. Dieser Tisch zwischen dir und mir kotzt mich an!« Frau K. nahm ihren Stuhl und setzte sich direkt vor mich hin, sodass sich unsere Knie fast berührten. »Du hast genau gewusst, wo ich hinkommen werde, du hast genau geplant, dass ich mich verlieben werde, hast mich mit averbalen Signalen gelinkt, wie schon tausend Frauen vor mir! Dabei hast du mehr Angst vor Frauen als ich vor Männern! Du machst Frauen an wie mich, um sie dann fallenzulassen, du bist ja gar nicht in der Lage, eine Frau zu befriedigen, wahrscheinlich!« Ich fragte zaghaft, was ich denn hätte tun oder lassen können, das bewirkt hätte, dass sie sich verliebt hätte? »Hör' auf, das ist auch wieder so'n Trick! Du wusstest genau, dass es dazu kommt!« Ich sagte, es sei paradox, dass ich etwas tue, indem ich nichts tue. Aber ich sei wenigstens da ... »Sie sind überhaupt nicht da, Sie lassen mich hängen!« Ich fragte sie, ob das Zusammenschlafen und ein Orgasmus, den ich ihr machen solle,

> wie sie gesagt hatte, wirklich das sei, was sie wolle. Vielleicht sei es etwas anderes als Sexualität, was ich ihr versprochen habe und nicht halte. »Ich will nicht wie ein Kind behandelt werden, sondern wie eine erwachsene Frau! Wenn es doch Sexualität ist, das wäre Ihnen wohl unangenehm!« Auf mein Insistieren hin, dass es vielleicht doch etwas anderes sei, weinte sie heftig: »Ich habe es satt, Knochen zu sammeln, ich will nicht mehr.« Ich sagte, dass »Knochen sammeln« bedeute, auf die Suche nach dem Vater zu gehen. Ihr Vater habe ihr versprochen, ein Vater zu sein, allein indem er sie gezeugt habe. Das Versprechen habe er nicht gehalten. Deshalb die große Wut, sie wisse nicht, wohin damit. Irgendwie sei auch das sexuelle Bedürfnis da hineingekommen bzw. habe sich mit der Sehnsucht verknüpft. Sie war jetzt versöhnlicher: »Ja, ich selbst habe das mit den Knochen gesagt, Sie haben es bloß mit dem Vaterthema verbunden.« Zum Schluss der Sitzung sagte sie: »Jedenfalls haben Sie es ausgehalten.«

Diese konkretistische Sexualisierung verstehe ich ebenso wie die konkrete Vatersuche als Mittel, durch etwas »Anfassbares« eine Leere mit einem allerdings verfolgenden Objekt zu füllen, um es durch weitere Auseinandersetzung möglich zu machen, sich von ihm zu trennen und sich sowohl von den verfolgenden bzw. idealisierten Objekten weg und zu ganzen Objekten hin zu bewegen als auch reifere Symbolisierungsstufen zu erreichen, das Konkrete also durch die Metapher ersetzen zu können (vgl. Grubrich-Simitis, 1995). Ich meine, anlässlich dieser aggressiv drängend-fordernden Angriffe meine Gegenübertragungsgefühle genau erforscht zu haben, insbesondere ob nicht von mir ein durch die Verführung durch die Patientin entstandenes sexuelles Begehren aus Abwehr im Keime erstickt worden sein könnte. Ich kann aber nur eine Veränderung konstatieren von einer global freundlich begleitenden Haltung vor dem Angriff und einer teils erschreckt-betroffenen und ärgerlichen, teils aber besorgten Einstellung, wie etwa eine Kindergärtnerin einem tobenden Kleinkind begegnen würde.

Ich rettete mich in der beschriebenen Situation mit Frau K. in das Konzept Winnicotts (1969), dass die Mutter die mörderische Aggression des Kindes überleben muss, um ihm ein Gegenüber zu sein, von dem abgegrenzt es sich entwickeln kann, weil es dann nicht seinen eigenen überflutenden Projektionen ausgeliefert bleibt. In der Schwierigkeit, nichts von mir zeigen zu können – schon gar nicht ein eigenes sexuelles

Interesse, dem aber meine Gegenübertragung gar nicht entsprach –, weil es entweder als verführerisches Entgegenkommen oder als unverschämte Abgrenzung erlebt worden wäre, versuchte ich, eine Außenposition einzunehmen, einen Mittelweg, der unter Umgehung der paranoiden Wut die zugrunde liegende Beziehungssituation beschreiben sollte. So versuchte ich anzumerken, dass ich im Sinne des Haltens da sei, was die Patientin aber zuerst nicht annehmen konnte, weil ich für sie *sexuell* da sein sollte.

Nach dem Überstehen dieser Phase heftiger Sexualisierung konnte die Patientin nach und nach ihre extreme Mutter-Ambivalenz, den frühen Vaterverlust, die fehlende Triangulierung durch einen Vater, die hexenhafte Seite der Mutter, die dem sexuellen Missbrauch entsprach, doch so gründlich bearbeiten, dass die Therapie nach geraumer Zeit zu einem guten Abschluss gebracht werden konnte.

Der sexualisierte Initialtraum

Frau K. hatte ja schon von unverstellter Sexualität mit ihrem Therapeuten geträumt, allerdings erst einige Monate nach Therapiebeginn. Es ist Lionel Blitzsten, der als Erster vor einem sexualisierten Initialtraum warnt, in dem der Analytiker unverkleidet (unbekleidet?) vorkommt (ausführlich in Krutzenbichler & Essers, 2010, S. 115). »Wenn der Analytiker selbst im ersten Traum erscheint, ist die Prognose für die Behandlung ungünstig und ein Hinweis auf einen sehr schwierigen Verlauf der Analyse« (Jacob Swartz, 1967, S. 311; zit. n. Krutzenbichler & Essers, 2010, S. 115). Habe der Traum auch noch einen sexuellen Inhalt, liege eine anfängliche sexualisierte Übertragung vor, die die Prognose ganz miserabel erscheinen lasse. Heute denkt man: Es ist doch (nur) ein *Traum*, wo ist denn sein latenter Inhalt? Und heute kann man die extreme Aversion der Kollegen damals einem solchen Traum (doch nicht der Realität!) gegenüber nur als Ausdruck eines *erotic horror* (Kumin, 1985/86) oder *erotic terror* (Wrye & Welles, 1994) verstehen.

Narzisstische Liebe

Streng genommen wählt der Narziss nur sich selbst als Liebesobjekt. Wendet er sich liebend an ein äußeres Objekt, wird die Liebe nicht eine zwischen zwei reifen Persönlichkeiten sein, die sich gegenseitig respektieren als ganze, selbstständige, abgegrenzte Personen. Der Narziss wird den Anderen für seine – narzisstischen – Zwecke verwenden und letztlich wieder nur an sich denken. Nun ist der Andere nicht mehr als Mensch mit individuellen Eigenschaften und Vorzügen gemeint, sondern wird ausschließlich im Hinblick auf den narzisstisch Liebenden wie ein Spiegel oder aber eine aufwertende Selbstergänzung verwendet. Dazu dienen dann auch ausgewählte Teileigenschaften des Objekts, der Körper oder Teile von ihm, insbesondere Jugendlichkeit, Attraktivität, Temperament, Kreativität (manche Kinder werden zum »Sonnenschein« der Familie herangezogen). Richtet sich die narzisstische Liebe auf »Objekte« des anderen Geschlechts, kann dahinter die Phantasie der Erlangung einer bisexuellen Vollkommenheit durch die Vereinigung stehen. Freud unterscheidet zwischen der narzisstischen Wahl des Liebesobjekts und der Wahl nach dem Anlehnungstyp (Freud, 1914c, S. 54), wie wir im ersten Teil »Liebe« bereits gesehen haben, man liebt sich selbst oder die pflegende Mutter-Imago. In unserem Zusammenhang interessiert uns besonders die Wahl des Objekts, das den Bedürfnissen des Liebenden entspricht – das Objekt repräsentiert Eigenschaften und Fähigkeiten, die verloren gingen oder zur Ergänzung, zur Vervollkommnung dienen sollen. Der alternde Analytiker verspricht sich die Partizipation an der Jugendlichkeit seiner Patientin, oder er sieht Eigenschaften in ihr, die er selbst vermissen muss und die er meint, durch die Liebe und die damit verbundene Vereinigung seinem Selbst hinzufügen zu können.

Treffen zwei so narzisstisch Bedürftige zusammen, sehen sie das jeweils Fehlende im Anderen und versprechen sich gegenseitig Selbstergänzung und Selbstaufwertung in der Liebesvereinigung. Narzisstische Liebe beruht häufig auf einer kollusiven gegenseitigen und gemeinsamen Vorstellung, einander Vollständigkeit zu bringen ähnlich wie in der entsprechenden Inzest-Dynamik (Hirsch, 2013 [1987]). Die junge Patientin gibt dem alternden Analytiker Jugendlichkeit, Lebenskraft, Lebendigkeit, sie verleiht ihm in der Phantasie gerade auch bisexuelle Vollkommenheit und Unsterblichkeit. Die Patientin wiederum erhält den Penis, der sie vollständig macht, das Wissen und die – vermutete – Weisheit und Lebenserfahrung des Älteren (vgl. Hirsch, 1993).

> Eine junge Frau klagte über ihre Unfähigkeit, sowohl berufliche als auch Partnerbeziehungen längere Zeit durchzuhalten. Vor dem ersten Gespräch hatte sie im Wartezimmer den Stuhl so gedreht, dass sie mir den Rücken zukehrte. Als ich dann ihr Gesicht sah, entstanden in mir gleich Gefühle von erotischem Interesse und

> einem starken Angezogensein. Sie berichtete von einem weiteren Symptom: Wenn es ihr nicht gut gehe, bleibe sie auf der Straße stehen und starre Männer an. Sie könne sich dann nicht rühren; entweder gingen die Männer weg oder würden sie verwundert oder anzüglich ansprechen, sodass der Bann gebrochen sei. In Beziehungen sei Sex extrem wichtig, wenn sie auch immer unbefriedigend bleibe, sie sehne sich nach Berührung ungeachtet ihrer Berührungsangst.

Offenbar sollte ein frühkindlicher Mangel durch sexualisierte Beziehungen zu Männern kompensiert werden. Während ich zuerst offenbar auf einer Ebene der erotischen Anziehung Kontakt aufnahm, erlebte ich im zweiten Vorgespräch durch den ununterbrochenen monotonen und völlig affektlosen Bericht der Patientin eine lähmende, endlose Leere, die einem basalen Mangel entsprach.

Wie diese Patientin die Männer mit bedürftigem Blick fixierte, kann es wohl auch besonders dem männlichen Analytiker gehen, der in Zuständen von narzisstischer Bedürftigkeit aufgrund seiner Persönlichkeit, seiner besonderen belastenden oder tragischen Lebensumstände oder aber ausgelöst durch die Gegenübertragungsidentifikation mit dem deprivierten Kind in der Patientin seinerseits einen saugend bedürftigen Blick auf die Brust, als wäre es die entbehrte Mutterbrust, auf das Dekolleté oder das Gesicht einer Patientin heftet. Die Anziehungskraft wird besonders stark sein, wenn sich die Sehnsucht des Analytikers nach mütterlicher Versorgung (vgl. Grunert, 1989, S. 208) mit der Vater-Sehnsucht, dem Vater-Hunger (Herzog, 1980) der Patientin verbindet, sodass sich beide potenzieren.

Die Sexualisierung der basalen Bedürfnisse bei männlichen Protagonisten, zum Beispiel dem männlichen Analytiker, dürfte nach dem Muster der sexuellen Perversion erfolgen; es geht nicht so sehr um eine reife Beziehung zu einem bestimmten individuellen Menschen, vielmehr wird ein Bildnis begehrt, ein Idol, das narzisstische Vervollständigung bringen soll. Dabei sind Aggression (vgl. Stoller, 1979 [1975]), Macht, besonders auch die Nähe-Distanz-Regulierung durch die Sexualisierung und die mit ihr gegebene Beherrschbarkeit in der Phantasie bzw., wenn ausagiert, im perversen Ritual, miteinbezogen. So kann man Sexualisierung auch als Abwehr der bedrohlichen Verschmelzungsängste verstehen, da man als Mann so eine Überlegenheit zu behalten meint. Im dritten Teil »Missbrauch der Liebe – Missbrauch der Macht« sind

Beispiele zu finden für die Notwendigkeit, Sex im aufrechterhaltenen Therapiesetting zu haben, um ja keine Beziehung von Gleichberechtigten in der Realität entstehen zu lassen.

Natürlich sollte man den narzisstischen Modus der Wahl des Liebesobjekts nicht einfach pathologisieren, ich denke, er spielt als Anteil in jeder Verliebtheit und auch länger dauernden Liebesbeziehung mit – es käme nur darauf an, wie weit der Andere in seiner Individualität und *Abgegrenztheit* respektiert werden kann. Auf der anderen Seite stehen reine Formen des Narzissmus, ich denke an die sexuelle Perversion – hier wird der Partner, wenn es nicht gleich um einen Fetisch, also um einen mit Bedeutung aufgeladener Gegenstand geht, zum verwendbaren und ausbeutbaren Ding-Objekt (Khan, 1983 [1968]) gemacht. Auch die Dynamik des familiären sexuellen Missbrauchs eines Kindes nähert sich der pädophilen Perversion, und darauf, wie narzisstische Mechanismen im Vordergrund des sexuellen Missbrauchs in der Psychotherapie besonders durch Wiederholungstäter stehen, werde ich später zurückkommen.

Die Grenze zwischen Phantasie (Begehren) und Realisierung

Wenn noch 1992, das heißt wohl auf dem Höhepunkt der Diskussion um die geradezu revolutionäre Umwandlung von einem individualistischen zu einem intersubjektiven Konzept der Psychoanalyse, ein Autor wie Ernest Wolf vertreten konnte, dass *jede* sexuelle Regung des Analytikers, vom Gefühl der Attraktivität einer Patientin bis hin zu mehr oder weniger detaillierten sexuellen Phantasien über sie, pathologisch sei, kann man nur feststellen, dass da aus welchen Ängsten auch immer eine sehr enge Grenze gezogen wurde. Diese Grenzziehung scheint auf der Verwechslung von Phantasie und Begehren einerseits und dem Agieren dieser Wünsche in die Realität hinein andererseits zu beruhen: Schon das Begehren (»des Nächsten Weib …«) ist die Sünde. Ist dies eine zu enge Grenzsetzung, sehen wir interessanterweise auf der anderen Seite eine viel zu weite Grenzverschiebung des Phantasiebereichs in Richtung Realisierung. Manche mit dem Missbrauch (den sie nicht so nennen) identifizierte Autoren plädieren wohl nicht ganz uneigennützig für eine von ihnen so verstandene Psychoanalyse: Da sie per se eine Verführung zum sexuellen Begehren ist, muss auch ihre Realisierung (eben nicht nur denkbar, sondern auch) real möglich sein. Und überhaupt, es sei nicht Sache der Psychoanalyse, moralische Regeln aufzustellen (Bittner, 1998).

Pfannschmidt (1997, S. 203) beklagt den in unserer Kultur fehlenden Spielraum zwischen Phantasie und Handlung, zwischen »Begehren und Geschlechtsverkehr«. Eine Wurzel sieht er in der jüdisch-christlichen Moraltradition; in den Zehn Geboten und in der Bergpredigt ist ja schon das Begehren verboten. »Das körperliche Erleben des sexuellen Begehrens wird dabei moralisch gleichgesetzt mit der Umsetzung dieses Begehrens in Handlung« (ebd.). Pfannschmidt (1998, S. 367) plädiert sehr für die Erhaltung des Spielraums in der Analyse, nicht etwa eingeschränkt durch ein restriktives, formales Abstinenzverständnis.

Natürlich entstehen sexuelle Wünsche des Einen oder des Anderen aus der gemeinsamen Dynamik, und es wäre wünschenswert, dass diese unbewusste Dynamik analysiert *(processing)* werden kann, sodass es nicht zum Agieren kommen muss. Pfannschmidt meint mit gewissem Recht, dass man diese Arbeit der analytischen Selbstreflexion nicht immer leisten können wird. Aber *auch wenn* die wünschenswerte Selbstanalyse nicht möglich ist, ist *das Agieren der sexuellen Wünsche in die Realität hinein unbedingt zu vermeiden.* Denn es liegt ausschließlich in der Verantwortung des Analytikers, die Grenze zwischen phantasmatischem Spielraum und realem *Liebesspiel* einzuhalten.

Die Persönlichkeit des Analytikers bestimmt mit über die Fähigkeit, die Grenze zwischen Phantasie und Handeln aufrechtzuerhalten. Ein Defizit oder eine Schwächung der Fähigkeit zu phantasieren – wie bei der sexuellen Perversion – begünstigt das Agieren, weil ein angemessenes Containment der sexuellen Beziehungsqualität nicht möglich ist (Gabbard, 1994b, S. 1100). »Die Grenzüberschreitungen in der Phantasie verhinderten ein Ausagieren« (Marahrens-Schürg, 1993, S. 151). Auch der Grad der selbstdestruktiven und sadomasochistischen Neigungen des Analytikers beeinflusst die Wahrscheinlichkeit, dass es zum Agieren kommt. Aber das betrifft eher die Wiederholungstäter (deren Struktur der paraphilen Persönlichkeit nahekommt, möchte ich ergänzen) als die Einzeltäter, die in belastenden Lebenssituationen die Grenze nicht einhalten können (Gabbard, 1994b, S. 1102). »Wenn die in der analytischen Begegnung auftretenden Kräfte die inneren Möglichkeiten der Beteiligten übersteigen, können Grenzverletzungen und Missbrauch geschehen, die den sonst heilsamen Prozess gefährden, beschädigen, ihn zerstören und vor allem dem Patienten Schaden zufügen« (Schlesinger-Kipp, 2008, S. 9).

Faktoren, die sexuelles Agieren verhindern

Hemmung und Angst erzeugen Schranken, die Liebe verhindern, wie Coen (»barriers to love«, 1994) beklagt, Schranken nämlich, die keine erotischen Phantasien und Gefühle zulassen und so Bereiche der Psyche des Patienten sich nicht entwickeln lassen. Diese zu restriktiven Schranken sollen also nicht sein, andere aber sehr wohl, nämlich die zwischen Denken, Sprechen, Phantasieren einerseits und Tun, Handeln, Agieren andererseits. Faktoren, die diese Grenze aufrichten und schützen, sind neben den professionellen Regeln in der Persönlichkeit des Analytikers begründet: Einmal die Fähigkeit, sich selbst von Anderen als getrennt zu erleben, das heißt, stets in der Lage zu sein, davon auszugehen, dass das Denken und das Empfinden des Anderen durchaus verschieden vom eigenen Denken und Empfinden sein kann. Das erfordert ein gewisses Maß an Empathiefähigkeit sowie die Fähigkeit zu phantasieren, Wünsche und Impulse erst einmal mental durchzuspielen und nicht gleich in die Tat umsetzen zu müssen.

Manchmal ist es einfach auch Angst, die ein Agieren verhindert. »Häufig kann eine große Angst, sie auszuführen, sexuelle Beziehungen unmöglich machen« (Twemlow & Gabbard, 1989, S. 75). Einmal sagte ich zu einer befreundeten Kollegin: »Ich hätte einfach zu viel Angst …«, nämlich sexuellen Kontakt mit Patientinnen zu haben, dabei hatte ich aber das Gefühl, irgendwie unmännlich, wenn nicht impotent zu erscheinen. Erleichtert hörte ich sie antworten: »Aber das ist doch gut!« Peter Rutter (1991 [1989], S. 183) schreibt dazu:

> »Manchmal hält sich ein Mann aus Furcht zurück, nicht nur, weil er fürchtet, ertappt zu werden, sondern auch aus Furcht vor psychischen Konsequenzen wie Gefühlen von Zurückweisung, Versagen oder zu starker Inanspruchnahme. Männer können sich nach einer intensiven Verbindung zum Weiblichen sehnen, aber sie fürchten die Verstrickung. Trotz der Faszination und der belebenden Eigenschaften kann das Weibliche manchmal als zu überwältigend empfunden werden. Der Mann fühlt sich wie ein kleines Kind in der Gegenwart seiner Mutter. Er will nicht die absolute Nähe, weil er sich dann klein, machtlos und abhängig fühlt.«

Genau aus diesem Grund besteht der Analytiker ja auf dem Ritual, das ihm die Macht garantiert, wenn es zum sexuellen Kontakt in der therapeutischen Beziehung kommt.

Gambaroff (1997, S. 115) hält auch eine gewisse Angst zurück, verbunden noch mit einem Über-Ich, das sich an Konvention und Rollenerwartungen orientiert:

> »Mich verfolgten sexuelle Phantasien mit dem Patienten. Ich begann über den Unsinn therapeutischer Abstinenz in gewissen Behandlungen nachzudenken. Gerettet hat mich wohl doch das Bedürfnis, meine professionelle Identität nicht zu zerstören, aber auch eine Form von narzißtischen Selbsterhaltungswünschen: Ich hatte Angst, der Patient könnte weiterhin – auch nach der Erfüllung seiner sexuellen Wünsche – an mir herumnörgeln, an meinem Körper herumkritisieren und mich auch auf dieser Ebene zu entwerten beginnen. Vielleicht sorgten auch Tradition und Konvention hinsichtlich meiner Rolle als Frau für einen gewissen Halt.«

Immer wieder ist als Schutzfaktor ein befriedigendes soziales Leben des Analytikers gefordert, einschließlich befriedigender Partnerbeziehung und Sexualität – aber man kann diese Forderung ja nicht einfach erfüllen, indem man etwas tut, man muss so *sein*, damit man es hat bzw. sich erschaffen konnte. Umgekehrt sind krisenhafte Zustände, hervorgerufen durch Trennungen und Verluste von nahen Angehörigen und Freunden, Gefühle von Zurückgewiesen- und Abgelehntsein Risikofaktoren für das Abgleiten in die missbräuchliche Realisierung von Liebes- und Nähewünschen. Natürlich helfen Orte, an denen man über schwierige berufliche Probleme und Verstrickungen *sprechen* kann: Supervision oder Intervision (Auseinandersetzung über berufliche Probleme mit gleichberechtigten Kollegen), einzeln oder in Gruppen.

Subtile Grenzüberschreitungen als häufige Vorstufe von sexuellem Missbrauch

Es geht um das oft kaum merkliche Aufgeben der analytischen, das heißt abstinenten, Haltung. Claudia Heyne (1991) schildert vielfältige Situationen von anfangs subtilen Grenzüberschreitungen, angefangen bei der Aufforderung, Briefe zu schreiben, über Einladungen zu Spaziergängen, fürsorglichen oder wie zufälligen Körperkontakten bis hin zu Mitteilungen über persönliche Probleme des Therapeuten, im Vorfeld des sexuellen Missbrauchs.

Eine Patientin berichtete von einer Freundin, die eine Therapie beginnen und mit der Therapeutin telefonisch einen ersten Termin vereinbaren wollte. Den Vorschlag der Therapeutin konnte sie nicht annehmen, da habe sie Geburtstag. Die Therapeutin: »Ach, wie interessant, dann bist du [sic!] ja Widder, genau wie ich, darüber müssen wir uns einmal ausführlich unterhalten!« Hier liegt eine Grenzüberschreitung vor, die als Versprechen einer gegenseitigen partnerschaftlichen Beziehung verführerisch wirken kann, aber gar nicht die Frage enthält, ob es denn im Interesse der zukünftigen Patientin ist, sich derart auszutauschen.

Ein prominenter Analytiker ist Masud Khan, von dem sehr spät erst bekannt wurde, wie weitgehend er grenzüberschreitend alles andere als eine analytische Haltung einnahm. Anne-Marie Sandler (2007, S. 99f.) referiert den Bericht eines Patienten, Godley, aus dem hervorgeht, dass die Analyse von Anfang an von einem narzisstischen Benutzen des Patienten bestimmt war. Die Autorin berichtet über das

> »Erstgespräch mit Khan, das intrusive Bemerkungen beinhaltete: Dass er, Khan, gerade im Begriff war, eine durch ihre Auftritte bekannte Künstlerin zu heiraten, und ob Godley nicht mit dem Bildhauer Epstein verwandt wäre. [...] Nach dem Erstgespräch nahm Khan Godley im Auto mit und zog einen Gedichtband hervor, und Godley kommentiert, dass er mit seinem jetzigen Wissen begreift, dass bereits in diesem Erstinterview die therapeutische Beziehung untergraben worden war. [...] Danach scheint die Analyse zu einer sado-masochistischen und zunehmend perversen Inszenierung zwischen Analytiker und Patient geworden zu sein, statt zu einer Analyse und Deutung der Vorgänge zwischen ihnen beiden.«

Natürlich kann man heute etwas »von sich« erzählen, sogar Persönliches, *wenn es der Patientin nützt*, für *ihre* Entwicklung, *ihr* Verständnis von sich selbst vorteilhaft ist. Das illegitime Gegenteil wäre: Der Therapeut produziert sich narzisstisch, will selbst gesehen, bewundert, verstanden oder gar bemuttert werden – hier wäre die Grenze zur Rollenumkehr schon überschritten.

> »So erzählte er ihr zum Beispiel von seinen eigenen sexuellen Phantasien über Männer und Frauen. Einmal versprach er sich und sagte, dass das Hauptproblem in dieser Analyse sei, dass er Lisa gefallen wolle, statt dass sie ihm gefallen wolle« (Löwer-Hirsch, 2017 [1998], S. 68).

> »Er erzählte von seinen beruflichen Erfolgen, von Auszeichnungen, die er bekommen habe, und Gremien, in denen er tätig sei. Er erwähnte Frau Minister Dingsbums, die er persönlich kenne, und die berühmte Künstlerin Sowieso, mit der er sozusagen auf Du stehe« (Heyne, 1991, S. 91).

Im Falle der Autorin Joëlle Augerolles (1989/90, S. 56) sind die Bedürfnisse des Analytikers verbrämt hinter einer pseudo-fürsorglichen Haltung, er tut so, als sorge er sich um die Patientin, als ob es in ihrem Interesse gewesen wäre anzurufen, während *er doch selbst* ganz offensichtlich Kontaktbedürfnisse hat: »Er wirft mir vor, daß ich ihn nicht angerufen habe, als mich dieser Angstzustand überfiel.« Oder: »Er schlägt mir vor, ihn morgen um acht anzurufen, auch am Sonntag« (ebd., S. 61).

> Eine Patientin aus meiner Praxis wurde kurz vor ihrem Examen, mit dem sie große Schwierigkeiten hatte, von ihrem damaligen Therapeuten eingeladen, mit ihm für ein Wochenende in ein Ferienhaus am Meer zu fahren. Er würde ihr für die Prüfung helfen wollen. Erfreut über die Bedeutung, die sie so für ihn zu haben meinte, nahm sie an. Sie war über sein sexuelles Interesse zwar überrascht, empfand es aber überwiegend als – kaum verdiente – Auszeichnung. Nach der kurzen Reise sahen sie sich auf seine Initiative hin immer häufiger, die Patientin war zwar nicht richtig verliebt, nahm seine sexuellen Forderungen aber hin und genoss die erhaltene Aufmerksamkeit. Als er ihr jedoch riet, dass Examen aufzuschieben, weil sie sich sonst weniger sehen könnten, da er überdies in Konflikt gerate mit seiner Rolle als ihr Prüfer, zog sie sich zurück und stürzte sich in die Prüfungsvorbereitungen. Der Professor bedrängte sie nun mit Anrufen, warum sie sich nicht melde, er sei krank und brauche sie ...

Ähnlich listet Gabbard (2003, S. 174f.) eine Sammlung subtiler Grenzverletzungen auf:

> »In manchen Fällen haben besorgte Analytiker suizidale Patienten zu sich nach Hause eingeladen und sie wie Familienmitglieder behandelt, sie in die Ferien mitgenommen, sind mit ihnen einkaufen oder in örtliche Restaurants zum Abendessen gegangen. In anderen Fällen haben Analytiker Patienten umsonst behandelt, ihnen ausgiebig von ihren eigenen Problemen erzählt oder mit dem Patienten zahllose Kontakte außerhalb

> der Analyse an öffentlichen Orten oder dem Patienten zu Hause gehabt.«

Natürlich kann man heute Geschenke von Patienten annehmen, vorausgesetzt, man nimmt sie, um einerseits den Patienten nicht zu beschämen oder zu kränken, andererseits aber unter der Bedingung, dass eine Klärung der Bedeutung und der auch unbewussten Hintergründe des Geschenks möglich ist. Im folgenden Beispiel aus dem Bericht Margarete Akoluths (2004) nimmt der Ex-Analytiker nicht nur Geschenke an, sondern versteht sie so, als ob sie von einer netten Nachbarin kämen, die ihm eine Freundlichkeit erweisen wolle, weil er zum Beispiel einmal ihre Blumen gegossen habe. Er verleugnet dabei die therapeutische Beziehung, darüber hinaus aber auch, dass er der Patientin in der Vergangenheit, während der Therapie, durch dilettantische Körpertherapiepraktiken und seine Haltung des überschwänglichen Gewährens ein Versprechen gemacht hatte, das er dann nicht gehalten hat, sie vielmehr wegen seiner Ambivalenz in einer zumindest brutal empfundenen Art zurückgewiesen hatte. Dieselbe verführerische Haltung lässt er in seinen Antwortbriefen durchblicken und macht damit implizit ein Kontaktversprechen, das er gleichzeitig gar nicht halten will und kann:

> »Liebe Frau A., das war ja erfreulicherweise nicht schwer zu erraten, woher das schöne Körbchen kommt, das da vor meiner Tür stand, mit den herrlichen Leckereien darin. Ich habe mich sehr darüber gefreut und freue mich weiter daran und danke Ihnen herzlich dafür. Gleichzeitig rührt es mich auch, dass Sie wieder so liebevoll an mich gedacht haben. Für die Weihnachtstage wünsche ich Ihnen, dass Sie sie gut, vielleicht auch ein bisschen schön verbringen mögen. Ich weiß ja, dass Sie viel Schönes in sich tragen. Und für das Neue Jahr viel Mut und Kraft – beides steckt ja in Ihnen – und gutes Vorankommen auf dem von Ihnen eingeschlagenen Weg. Ich grüße Sie sehr herzlich, Ihr L.« (ebd., S. 102).

Misstrauisch sollte man werden, wenn der vereinbarte Rahmen wie zufällig gelockert oder verändert werden soll. Der Termin etwa an das Ende des Arbeitstages oder auf den Freitagabend verlegt wird, die Zeit der Sitzung immer wieder überzogen wird, Doppelstunden angeboten werden, oder der Analytiker/Therapeut öfter aus diesen oder jenen Gründen zum Telefonhörer greift, um zur Patientin Kontakt aufzunehmen. So schildert Gabbard (2003, S.172) die Situation eines unglücklichen Kollegen, der sich gegen seine suizidale Patientin nicht abgrenzen konnte:

> »Sie [die Patientin] verkündete ihrem Analytiker, dass der Tod eine Erleichterung sein werde. Dr. N. verzweifelte. Er begann ihre Sitzungen von einer auf zwei Stunden zu verlängern und auf das Ende des Tages zu verlegen, so dass ihre Sitzungen oft bis in den Abend hinein dauerten. Die Doppelsitzungen mit ihr berechnete er lediglich als Einzelsitzungen.«

Mögliche Gefahren durch Körperkontakt

In der abendländischen Kultur gibt es nun einmal ein relativ weitgehendes Berührungstabu (Anzieu, 1991 [1985]); wie weit man sich berührt, hängt von der Beziehung zwischen den Beteiligten ab. Sie geben sich zwar die Hand, wenn sie sich kaum oder gar nicht kennen, das Begrüßungsküsschen setzt aber schon eine engere Beziehung voraus, intimere Berührungen verlangen eine ebenso intime Beziehungsqualität. Anne-Marie Sandler (2007, S. 96) fordert für die Definition des Rahmens der analytischen Psychotherapie »das Fehlen von physischem Kontakt.«

Körperkontakt kann in unserem Zusammenhang in doppelter Hinsicht schädlich wirken:

1. Der Analytiker/Therapeut bietet unprofessionell Körperkontakt an, auch rationalisiert als Körperübungen bezeichnet, die nicht im Interesse der Patientin sind, vielmehr eigenen Zwecken dienen sollen, bis hin zum schließlich erfolgenden sexuellen Kontakt.
2. Das kindliche Kontaktbedürfnis, den Analytiker/Therapeuten real zu berühren, etwa um sich seiner zu vergewissern oder eine kindliche Liebe zu zeigen, wird entweder schroff abgelehnt (wie man in Zeiten der orthodox verstandenen Abstinenz ein Geschenk des Patienten zurückwies) oder zwar angenommen, aber in seiner kindlichen Qualität verkannt, als sexuelle Annäherung verstanden und als Vorwand benutzt, um seinerseits der Patientin sexuelle Avancen zu machen.

In seinem Artikel über Abstinenz referiert Richard Fox (1984, S. 230) einen interessanten Fall, von dem Patrick Casement (1982) berichtet hat und in dem ein Weg gefunden wurde, ein Mittelweg, um das

Kontaktbedürfnis der Patientin weder direkt zu erfüllen noch zurückzuweisen.

> Eine junge Patientin hatte einen schweren Unfall im Alter von zehn Monaten gehabt und wurde sieben Monate später in lokaler Anästhesie nachoperiert, um das Narbengewebe zu korrigieren. Während der Operation hielt die Mutter die Hand des Kindes, sie fiel aber in Ohnmacht, der Chirurg operierte weiter, als wäre nichts geschehen. In einer Phase der Analyse wurde der Analytiker wie der Chirurg erlebt, und die Patientin forderte zunehmend heftig, dass sie die Hand des Analytikers halten dürfe. An einem Freitag drohte sie, sie würde die Analyse abbrechen, wenn sie nicht endlich seine Hand halten dürfe. Hin- und hergerissen fand Casement einen Ausweg, indem er sagte, dass einige Analytiker es nicht in Erwägung ziehen würden, ihr das zu erlauben, aber ihm sei bewusst, dass sie das dringende Bedürfnis habe, seine Hand zu halten, weil es für sie die einzige Möglichkeit sei, die frühe traumatische Erfahrung zu überwinden. Auf diese Weise ließ er die Möglichkeit offen und ermöglichte eine weitere analytische Arbeit in dieser Stunde. Über das Wochenende kam er aber zu dem Schluss, dass er ihr, wenn er ihr zu Willen wäre, fast sicher nicht helfen würde, das Trauma zu durchleben, und er entschloss sich, ihr nicht zu erlauben, seine Hand zu halten. Er war sich sicher, dass ohne die schließliche Zurückweisung der Forderung der Patientin keine analytische Lösung der Wiederbelebung in der Übertragung möglich gewesen wäre, dass aber auch eine analytische Lösung verhindert worden wäre, wenn er nicht seine frühere Aussage gefunden hätte, dass er ein solches Halten der Hand als Möglichkeit in Betracht ziehen würde. So hat Casement, genau wie die Mutter, das Anbieten und dann das Zurückziehen der Hand *re-enacted*, also wieder in Szene gesetzt.

Fox (ebd., S. 231) schreibt dazu:

> »Indem er diese Möglichkeit [die Hand zu halten] der Patientin anbot, erlaubte er sich selbst, die Mutter zu werden, die schließlich versagt hat. Denn hätte er der Patientin erlaubt, seine Hand zu halten, hätte er ihr angeboten, eine ›bessere Mutter‹ zu sein, – das wäre vielleicht eine ›korrektive emotionale Erfahrung‹ gewesen, aber keine analytische Lösung. Wenn er andererseits ursprünglich die Möglichkeit, die Hand zu halten,

ausgeschlossen hätte durch einen sofortigen Rückgriff auf die ›Regel‹ der Abstinenz, wäre er zum unempathischen Chirurgen geworden – nicht eine Figur für eine lösbare Übertragungsillusion, sondern stattdessen eine Figur für einen Verfolgungswahn.«

III. Missbrauch der Liebe – Missbrauch der Macht

> »Begehren ist nicht dazu da, gestillt zu werden.«
>
> *Charlotte Rampling in* The Look *von Angelina Maccarone*

Ein gesellschaftliches Tabu bedeutet eigentlich die Unfähigkeit, über das Tabuisierte zu denken und zu sprechen. Was die Liebe betrifft, haben wir als das eine Tabu die Liebe in der therapeutischen Beziehung benannt, das andere Tabu lässt sexuelle Grenzüberschreitungen in Abhängigkeits-, besonders in therapeutischen Verhältnissen unter dem Mantel des Schweigens verschwinden. Auch hier gilt: Je weniger gesprochen wird, desto eher wird gehandelt und desto leichter bleibt ein Handeln verborgen. Sexuelles Handeln in der Psychotherapie zerstört die therapeutische Beziehung genau wie Inzest die Vater-Tochter-Beziehung. Durch das Ausleben narzisstischer Größenphantasien und sexualisierter Macht Schwächeren, Abhängigen gegenüber wird ein Versprechen gebrochen, ein Therapeut für die Patientin, ein Lehrer für die Schülerin und ein Vater für die Tochter zu sein mit stets katastrophalen Folgen oft für beide Beteiligten. Wenn auch häufig ein kollusives Moment – der Mächtige und die Abhängige sind letztlich beide narzisstisch bedürftig und suchen gegenseitige Ergänzung – enthalten ist, liegt die Verantwortung immer bei dem, der seine Professionalität, seine »ärztliche Aufgabe über ein schönes Erlebnis« (Freud, 1915a, S. 319) verrät. Die Verantwortung liegt aber auch bei den Institutionen; Familienzusammenhalt, Ideologie der alternativen Pädagogik und Indifferenz der psychotherapeutischen Organisationen schützen eher die Täter und vernachlässigen die Opfer.

Ein Wort zum Begriff Missbrauch: Wenn man »Missbrauch eines Kindes« sagt, könnte man denken, es gäbe einen korrekten Gebrauch –

natürlich gibt es den nicht. Eigentlich müsste es jedes Mal heißen: Missbrauch der Macht über ein Kind oder sonst Abhängigen mit dem Mittel der Sexualität. Es ist ebenso ein *Missbrauch der Liebe*, gerade weil diese erst einmal eine unschuldige ist: Das Kind liebt den Vater auf eine kindliche, wenn auch vielleicht spielerisch ödipale Weise und erwartet von ihm eine kindgerechte Elternliebe. Missbraucht sie der Vater, indem er seine sexuellen Bedürfnisse einbringt, ist das Kind verwirrt über den Begriff der Liebe, wie es Ferenczi (1964 [1933]) so überzeugend beschrieben hat. Diese Verwirrung ist ein Hauptfaktor der Traumatisierung, und einen Zeugen gibt es nicht, der eine Realitätsprüfung für das Kind übernähme (Sabourin, 1985): Es wird nicht gesprochen, das Geschehen wird nicht benannt, sodass das Kind allein bleibt mit dem Gefühl, an seiner kindlichen Liebe entsetzlich verraten worden zu sein und einen Vater verloren zu haben. Genau so hat die Übertragungsliebe etwas Kindliches, wenn sie auch, da die Patientin ja erwachsen ist, durchaus sexuelle Ziele verfolgen kann. Aber auch wenn die Patientin heftig, borderline-artig, Sex verlangt, liegen doch in der Regel kindliche, »frühe« Bedürfnisse dahinter (vgl. Hirsch, 2001). Oder die damals missbrauchte Patientin testet den Analytiker, ob er trotz ihres Begehrens, gar ihrer Verführung, in ihrem wohlverstandenen Interesse standhalten und verzichten kann (vgl. Hirsch, 2012, S. 142ff.), damit der Beweis erbracht wird, dass es überhaupt einen sozusagen kindgerecht liebenden »Vater« geben kann, der das Wohl der ihm Anvertrauten an die erste Stelle setzt.

Der Missbrauch der Liebe der Patientin oder Analysandin beginnt damit, dass der Therapeut oder Analytiker *seine* Geste (Winnicott, 1973 [1971], S. 118) einbringt. Der Lehranalytiker der Anonyma, die einen erschütternden Bericht über ihre missbräuchlich entgleiste Lehranalyse und die gravierenden Folgen geschrieben hat (v. Petersdorff, 2003, S. 47), ließ einmal die Bemerkung fallen: »Wissen Sie, […] manchmal denke ich an Sie, gestern Abend zum Beispiel, als ich den Troubadour hörte.« Anonyma hört sich zu Hause die Oper an; eine Arie des Troubadour ist für sie eine »Offenbarung. Eine Liebeserklärung – eine Liebeserklärung, die er, mein Analytiker, an mich gerichtet hat« (ebd.). Auf subtile Weise induziert der Analytiker sexuelle Übertragungsphantasien und entsprechende Bedürfnisse in der Analysandin. Einige Zeit danach ist die Verkennung der kindlichen Geste als sexuelles Angebot durch den Analytiker und seine Reaktion nicht mehr so subtil: Die Analysandin hatte den Wunsch, zu ihrem hinter ihr sitzenden Analytiker zu gehen, um ihm ins Gesicht zu sehen. Sie verlässt die Couch und bewegt sich auf Knien zu ihm hin.

> »Schließlich bin ich angekommen. Immer noch auf den Knien, hebe ich den Kopf und schaue ihn an. […] Ich bin sehr glücklich, in seiner Nähe zu sein. […] Leicht und vorsichtig berühren meine Finger seine Schläfen und seine kalten Hände. Endlich, nach diesem langen Weg das Glück. Er sieht mich nicht an. Sein Gesichtsausdruck ist streng.«

Das ist ein drastisches Beispiel nicht nur für den Missbrauch der Macht, sondern auch für den Missbrauch der kindlichen Liebe der regredierten Patientin. Eine empathische Reaktion wäre, den kindlichen Blick freundlich bestätigend (und nicht streng) zu erwidern. In der folgenden Sitzung fragt der Analytiker plötzlich:

> »›Glauben Sie nicht, dass ich dahin kommen kann, wo Sie sind?‹ – ›Nein.‹ – ›Sie glauben das nicht?‹ – ›Nein.‹ – ›Aber natürlich!‹ Ich höre, wie er aufsteht. Mit zwei schnellen Schritten ist er neben mir auf der Couch und nimmt mich in die Arme« (v. Petersdorff, 2003, S. 53f.).

Ein ähnliches Beispiel für die *Induktion* der sexuellen Liebe in der Patientin findet sich im Bericht von Akoluth (2004, S. 18f.):

> »An diesem […] Tag hatte der Analytiker, während ich auf der Couch lag und wir miteinander sprachen, sich mit seiner Linken langsam bis zu meiner linken Hand vorgetastet, sie dann viele Minuten lang gehalten. Nur gehalten. Und weiter gesprochen. Dann losgelassen, einfach losgelassen, […] ohne ein Wort der Erklärung. Aber weitergeredet. Damit hatte er in meinem innersten Bereich Verheerungen angerichtet […]. In mir war ein Erdbeben geschehen, eine Implosion vulkanischen Ausmaßes. Der Blitz der Sehnsucht – welcher Sehnsucht? – hatte eingeschlagen. Ich verstand nicht, was das alles bedeutete. Ich spürte nur, dass mir etwas widerfahren war, was mein Sein von einer Stunde auf die andere völlig veränderte. […] Denn an diesem Tag einer ersten unvermuteten, unerklärten Berührung begann für mich eine pathologische, verschämte, leidenschaftliche Verflechtung mit meinem Analytiker, die mich abhängig, süchtig, emotional hörig machte.«

Man kann verstehen, dass Bauriedl (1998) strikt jede körperliche Berührung in der analytischen Psychotherapie ablehnt.

Verschiedene Missbrauchsformen

Die Realisierung des sexuellen Begehrens ist in jedem Fall eine Abstinenzverletzung, sie bedeutet das Ende der Analyse und ein hohes Risiko für verrückt machende Verstrickung, extreme Abhängigkeit und ihre Abwehr, und oft folgt nach kurzer Zeit eine heftige Desillusionierung. Und doch gibt es verschiedene Motive, Hintergründe, auch verschiedene Persönlichkeiten und auch äußere Faktoren, die in ihrem Zusammentreffen zu einer Grenzüberschreitung führen. Ich habe versucht (Hirsch, 2012, S. 77f.), eine Unterscheidung zwischen charakteristischen Formen der grenzüberschreitenden Liebe zu treffen und ihre psychodynamischen Hintergründe zu beschreiben. Die verschiedenen Täter-Persönlichkeiten entsprechen zum Teil diesen Formen; ich werde sie anschließend zu differenzieren versuchen.

- *Sexuelle Liebe:* Sie tritt mehr oder weniger einmalig auf, entwickelt sich, wird stärker, die Beteiligten kommen sich (zu) nahe. Eine Unterform ist die masochistische Unterwerfung unter die Liebesforderungen der Patientin, um sie zu retten, unter Umständen um einen Suizid zu verhindern (Gabbard, 2003).
- *Sexualisierte Liebe:* Im Prinzip entsteht sie auch einmalig, überrollt den Analytiker/Therapeuten jedoch mit elementarer Wucht, der er nicht widerstehen kann (Grunert, 1989; Massing & Wegehaupt, 1987).
- Die Patientin ergreift die Initiative, bedrängt den Analytiker/Therapeuten geradezu (Blum, 1973; Hirsch, 2001) mit der *erotized transference*, der sexualisierten Übertragung, der narzisstische Analytiker/Psychotherapeut widersteht nicht, setzt keine Grenze, schließlich wollte *sie* es doch, »sie hat mich verführt«, er fühlt sich aufgewertet.
- Wiederholungstäter, die aufgrund einer perversen Persönlichkeit suchtartig wiederholt Patientinnen verführen. Diese Männer dürften sich habituell über jede Grenze hinwegsetzen mit dem Gefühl, eine »Ausnahme« zu sein, deshalb beträfen die üblichen Gesetze sie nicht wirklich.
- Situationen und Faktoren, die ein sexuelles Agieren begünstigen, die Persönlichkeiten, die sich nicht begrenzen können, und die Psychodynamik der Beteiligten sollen im Folgenden beschrieben werden.

Sexualisierung als Abwehr von Liebe

Eine Erklärung dafür, dass starke sexuelle Phantasien und Impulse als Abwehr von Liebesgefühlen auftreten können, wäre die, dass Liebe eher verpflichtende Beziehung und Abhängigkeit bedeutet, während Sexualität, die nicht mit einer Beziehung einhergeht, Kontrolle und Dominanz ermöglicht (Person, 1994 [1985], S. 798). Wenn Liebesgefühle schlechter ertragen (bzw. *contained* oder *processed*) werden können als sexuelle Phantasien, käme das der Dynamik der sexuellen Perversion bereits nahe. Ähnlich haben Wrye und Welles (1994, S. 40) ein *courting* bei männlichen Patienten gefunden: Wenn sie einer Frau bzw. der Analytikerin den Hof machen, fühlen sie sich als der aktive, dominierende Part und wehren die Angst machende frühe Mutter-Beziehung in der Übertragung ab. Ich denke, man kann ähnlich von der Seite des Analytikers annehmen, dass eine »frühe«, das heißt von Sehnsucht, Abhängigkeit, Unterlegenheit und Bedürftigkeit bestimmte, Gegenübertragung abgewehrt werden kann durch »männlich« aktives Handeln, durch sexuelle Aktivität.

Sexualität als Trennungsabwehr

»Die Phase der Beendigung der Analyse ist eine Zeit mit besonders hohem Risiko für sexualisierte Gegenübertragungs-Enactments«, schreibt Gabbard (1994b, S. 1090) und fährt fort: Ein durch den Verlust der Beziehung ausgelöster schmerzlicher Trauerprozess im Analytiker könne eine mächtige Abwehr erzeugen. »Diese Gegenübertragungsaversion der Trauer gegenüber kann mit Wörtern beginnen und tatsächlich zu Umarmungen, Küssen und einer sexuellen Verwicklung führen« (ebd.). Sexualisierung hätte den Zweck, sozusagen »schlechte« Gefühle in »gute« umzuwandeln. Das Resultat wäre das Begehren des Analytikers, weil er die Trennung nicht ertragen kann. Wenn ein älterer Analytiker seine junge, intelligente und attraktive Patientin nach jahrelanger Analyse am Ende der letzten Stunde mit den Worten entlässt: »Sie können mich besuchen, wann immer Sie es möchten ...«, muss er sich die Frage gefallen lassen, ob *er* sich denn genügend getrennt hat, ob *er* nicht die Patientin viel lieber wiedersehen möchte als sie ihn. In einem von Gorkin (1985, S. 462) berichteten Fall von heftigen sexualisierten Übertragungsgefühlen der Patientin stellte sich heraus, dass diese Impulse eine Abwehr der Konfrontation mit der damals nicht gelebten Trauer war, als die Patientin mit elf Jahren ihre Mutter verloren hatte. Ähnlich trat die heftige Sexualisierung meiner Patientin, über die ich berichtet habe (Hirsch, 2001; siehe Kapitel »Sexualisierte Übertragung und Gegenübertragung«), während der Bearbeitung des Verlusts ihres Vaters auf, der im Krieg getötet worden war, als sie noch ein Säugling war.

Sexualisierung als Abwehr von Aggression

Die Angst des Analytikers vor der Aggression der Patientin kann zur sexuellen Grenzüberschreitung beitragen. Wenn der Analytiker darüber hinaus nicht in der Lage ist, »sich empfindlichen Kränkungen durch die Patientin auszusetzen« (Pfannschmidt, 1987, S. 212), wenn er nicht fähig ist, »sich diesem scheußlichen Erleben auszusetzen, zum bösen Objekt der Patientin zu werden« (ebd.), besteht die Gefahr des Unterlaufens der Aggression, indem der Analytiker mit ihr eine sexuelle Beziehung aufnimmt.

> »Ich gehe davon aus, daß es sich beim sexuellen Ausagieren nicht um Triebdurchbrüche handelt, eher glaube ich, daß es zu sexuellen Handlungen an den Stellen kommt, wo sich der analytische Prozeß den geschilderten Klippen nähert, denen sich der Analytiker im Rahmen der Therapie und mit den Mitteln der Deutung nicht mehr gewachsen fühlt, wo also der Abbruch der Therapie und damit der Bruch der Beziehung zur Patientin droht« (ebd., S. 213).

Innerhalb der therapeutischen Aufgabe kann es vorkommen, dass der narzisstische Therapeut mit dem Einbringen seiner Bedürfnisse eine Bedrohung oder Kränkung durch die Übertragung abwehrt. Gabbard (2003, S. 171ff.) berichtet von einer Supervision, in der es darum ging, dass eine Patientin, Jenny, nach etwa drei Jahren die Behandlung beenden wollte; in der Bearbeitung dieses Wunsches stellte sich heraus, dass sie suizidal war. Dr. N., der Supervisand, der sich selbst in einer schwierigen Lebensphase befand, sagte, »er werde alles tun, um sie davon abzuhalten, sich umzubringen. Jenny antwortete, das Einzige, was ihr helfen könne, sei, eine Nacht mit ihm bei sich zu Hause zu verbringen.« Obwohl er sich erst weigerte, dann zustimmte, aber auf getrennten

Betten bestand, kam es, wie es kommen musste. Gabbard kommentiert (ebd., S. 175f.):

> »Die Grenzverletzungen, die bei suizidalen Patienten vorkommen, hängen direkt mit einem falschen Umgang mit Hass und Aggressionen zusammen. [...] Dr. N. war wie die meisten von uns dazu geneigt, die Verwandlung in ein böses Objekt, das in der Innenwelt des Patienten haust, zu vermeiden. [...] Bei Dr. N.s Bemühung, die Patientin vor dem Suizid zu retten, ergriff das misshandelnde Objekt von ihm Besitz und führte Jennys Retraumatisierung herbei. [...] Somit zwängte sich Jenny in den Analytiker und lebte die Phantasie aus, dass sie beide nie getrennt sein würden.«

Starre Abwehr begünstigt das Ausagieren

Die übermäßige Angst des Analytikers vor seinen eigenen sexuellen Phantasien und seinen entsprechenden Gefühlen führt entweder zum Rückzug (»freezing«, Wrye & Welles 1994) oder zum Ausagieren; das Ausklammern sexueller Themen kann denselben Effekt hervorrufen (Pfannschmidt, 1987, S. 212; Bonasia, 2001). Dabei hat Freud (1915a 1914, S. 314) doch schon gemahnt: Die Gewährung des Liebesverlangens der Patientin sei genauso verhängnisvoll wie die Unterdrückung des Sexuellen. Auch Gorkin (1985, S. 432) ist sicher, dass es, wenn eine sexuelle Gegenübertragung nicht zugelassen wird, zu mehr oder weniger offenem verführerischen Verhalten des Analytikers kommt. Eine andere extreme Form der Abwehr der sexuellen Gegenübertragung, das heißt des Begehrens des Analytikers, führt zu »korrektem« Deuten der sexuellen Wünsche *der Patientin*, verbunden mit dem hartnäckigen Insistieren, dass die Deutung richtig sei; Gorkin (ebd.) nennt das »phallische Interpretation«. Kernberg (1994, S. 814f.) hat uns ja nicht nur grünes Licht gegeben, er ermuntert uns geradezu, unsere sexuellen Phantasien, die sich auf Patienten richten, auszumalen, um sie umso weniger wahrscheinlich agieren zu müssen.

Pathologischer Narzissmus

Über den pathologischen Narzissmus von bestimmten Leiterpersönlichkeiten haben zum Beispiel Kernberg (1988 [1985]) und Erdheim (2005) berichtet. Solche Missbraucher ihrer Macht finden sich in allen Institutionen, sie schaffen sich selbstherrlich ihre eigenen Gesetze, mit denen sie die Basisregeln sozialen Zusammenlebens aushebeln, zum Beispiel das Inzestverbot, sie nehmen sich in grandioser Weise heraus, was den Menschen sonst verboten ist. Besonders prekär wird der Missbrauch, wenn die Opfer verletzlich Abhängige sind wie Kinder in Familien und anderen Einrichtungen, besonders wenn es keine Zeugen gibt, die relativierend eingreifen könnten. So fallen Sätze wie: »Das ist meine Tochter, und ich kann damit (!) machen, was ich will!«, man spricht vom »pädagogischen Eros« oder kümmert sich mehr um das Seelenheil des Täters als um das Wohl des Opfers. Eine vergleichbar intime Abhängigkeitssituation ist die therapeutische Beziehung zwischen einem Leidenden, Hilfesuchenden, und einem Mächtigen, der helfen soll, in der das Potenzial eines möglichen Missbrauchs der Macht aus den Bedürfnissen des Mächtigen durch das Eingehen einer sexuellen Beziehung enthalten ist.

Narzisstische Bedürfnisse des Therapeuten

Der Narzissmus des Analytikers/Psychotherapeuten, das heißt die Selbstbezogenheit, mit der er sich selbst und seine Interessen und Bedürfnisse eher an die erste Stelle setzt, als dass er auf den Anderen, auch den ihm mit einer psychotherapeutischen, pädagogischen oder fürsorgerischen Zielsetzung Anvertrauten blickt, steht im Zentrum der Psychodynamik des Täters.

> »Vermutlich ist die unaufgelöste narzisstische Pathologie des Analytikers die Hauptursache dafür, dass die Gegenübertragung in Form eines Beitrags zur Erotisierung der psychoanalytischen Situation oder gar eines Durchbrechens der Grenzen des psychoanalytischen Settings agiert wird. Meiner Ansicht nach sind sexuelle Beziehungen mit Patienten meist ein Symptom für die narzisstische Charakterpathologie des Analytikers, die von einer gewichtigen Über-Ich-Pathologie begleitet ist« (Kernberg, 1994, S. 816).

Schon Freud (1915a, S. 308) hat eine Ahnung davon, wenn er die Kollegen davor warnt, in einer entsprechenden Gegenübertragung nicht etwa zu denken, dass sie wirklich gemeint seien, wenn eine erotisch-sexuelle Übertragung entsteht. Erliegt der narzisstische Analytiker aber trotzdem dem Gefühl, »wirklich« gemeint zu sein, entsteht eine entsprechende Interaktion (anstatt dass die Dynamik analysiert wird), auch wenn es nicht unbedingt zur sexuellen Grenzüberschreitung kommt. »In einem solchen Fall hält die Patientin an einer Überidealisierung des Therapeuten fest (die offen sexuell sein kann oder auch nicht), die vom Therapeuten häufig für bare Münze genommen wird« (Person, 1994 [1985], S. 793).

Es sind gerade die emotionalen Defizite an Bestätigung und Anerkennung, die man narzisstisch nennt, die hinter dem sexuellen Begehren des Therapeuten kaum verborgen sind. Ein Verständnis des Geschehens als ödipal geht an der Dynamik vorbei; wirkliche Ödipalität hat nichts mit Geschlechtsverkehr zu tun, sie ist nämlich durch den erotisch-schwebenden Charakter gekennzeichnet, den man sich in der ödipalen Beziehung zwischen Eltern und Kind vorstellt: freundlich gewährend, spielerisch, im Interesse des Kindes, aber auch Grenzen setzend, jedenfalls die Bedürfnisse des Kindes respektierend, und zwar ohne eine Realisierung herbeizuführen, die in das Kindliche eine ganz andere Dimension brächte. Günter Bittner (1998, S. 308f.) hat das in keiner Weise verstanden, wenn er auf meine Veröffentlichungen zum narzisstischen Charakter sexueller Beziehungen in der Therapie antwortet:

> »Auch der reale Vater-Tochter-Inzest ist nach Hirsch ›weniger als ödipales Geschehen zu verstehen, sondern eher als Versuch der Kompensation narzißtischer Bedürftigkeit von Vater und Tochter‹ (1985, S. 236). Diese Argumentationsfigur [...] wird bei Hirsch dermaßen extensiv verwendet, daß sich die Frage aufdrängt, welcher Raum denn der wirklichen [!] Ödipalität und Sexualität noch gelassen wird.«

Besser als Tilman Moser (1990, S. 208) es für die sexuelle Beziehung zwischen Jung und seiner Patientin Sabina Spielrein formuliert, kann man es nicht ausdrücken:

> »Deshalb handelte es sich auch nicht um eine normale sexuelle Verliebtheit bei Jung, sondern um eine selbstvergessene Verschmelzung mit einer Frau, die ihm wie sein kreatives Spiegelbild vorkam, mit einer Intention für ihn begabt, wie er es nie zu träumen wagte [...]. Er hatte Angst in einem Ausmaß, daß er auf das moralische Niveau eines Vierjährigen regredierte, der lügt, verleumdet, projiziert, was das Zeug hält, und nicht mehr unterscheiden kann, ob ihn der Teufel in Vatergestalt oder die Hexe in Form der rachsüchtigen Freundin holen würde.«

Und genauso ist es: Auch der Analytiker regrediert, unfähig, die Grenzen zwischen dem terroristisch fordernden Kind in ihm, dem erwachsenen Mann und schon gar nicht dem professionell souveränen Analytiker einzuhalten.

Auch wenn es den grenzüberschreitenden Therapeuten kränken wird (möchte er doch sein sexuelles Begehren genital und männlich verstehen), haben alle Autoren Nähewunsch und narzisstische Bedürftigkeit in den Vordergrund gestellt: »Die Patientin soll ihn nähren, lieben, schätzen, ihm Geborgenheit und Gebrauchtwerden vermitteln. In diesem Sinne ist die Patientin Plombe einer narzißtischen Lücke« (Reimer, 1990, S. 301f.).

> Eine Patientin, die zu ihrem ersten Therapeuten wegen massiver Schwierigkeiten, ihre Dissertation fertigzustellen, gegangen war und später von ihm sexuell missbraucht worden war, berichtete in der Folgetherapie, dass er nach kurzer Zeit meinte, er würde ihr sicher helfen können, denn sie solle doch nur einmal sehen, wie umfangreich, wie dick seine Doktorarbeit geworden sei. Und das Autofahren, das sie aus Angst aufgegeben hatte, werde sie sich bald wieder zutrauen, sie brauche sich nur ein Beispiel an ihm zu nehmen, der sich ein derart großes Auto leisten könne ... Die Großspurigkeit des Therapeuten ist eine unverhohlene Aufforderung, die Patientin möge ihn doch gebührend bewundern; zuletzt sollte sie folgerichtig seinen Körper und sein Geschlechtsteil bewundern.

Entsprechend der Bedürftigkeit des Therapeuten ist immer wieder eine Rollenumkehr beschrieben worden, das heißt die Patientin wird zu einer sorgenden mütterlichen Figur gemacht:

> »Er hatte immer schon dies und das von sich selber erzählt. Jetzt wurde es massiv; nie direkt, aber immer deutlicher wurde ich darüber informiert, daß er Schwierigkeiten mit seiner Mutter hat, mit seiner Ehe nicht zurechtkommt, Probleme mit seiner Vaterrolle hat« (Heyne, 1991, S. 90).

Reimer (1990, S. 302) formuliert: »Auch hier läßt sich eine Rollenumkehr zeigen: Die Patientin soll mütterlich-tröstende und nährende Funktionen für ihren Therapeuten erfüllen.«

Wir wissen über die Psychodynamik des Inzest-Vaters (vgl. Hirsch,

2013 [1987], S. 108f.), dass die Beziehung zu der Tochter, die er missbraucht, von der Phantasie beherrscht wird, sie sei das Abbild einer jugendlichen Frau, ähnlich den Mädchen, die er in seiner Jugend kannte, oder wie die Ehefrau damals, als er sie kennenlernte (vgl. Cormier et al. 1962). Deshalb kann er sich selbst wieder als junger Mann fühlen – ein Mittel gegen die Kränkung, älter zu werden und eines Tages sterben zu müssen. Die Ehefrau indessen wird zum verfolgenden mütterlichen Über-Ich, gegen das er ein Bündnis phantasierter Omnipotenz mit der nicht bedrohlich weiblichen Tochter eingeht, die ihn darüber hinaus noch – denn er ist ihr Vater – bewundert und in keiner Weise kritisch sehen kann. Dementsprechend formuliert Moser (1991, S. 289) für die sexualisierte Therapeuten-Patientinnen-Beziehung: »Sein Über-Ich-Halt wird weggerissen von der Idealisierung der frühen Mutter in der Patientin, die ihm eine vergöttlichte Erlöserrolle in der Sexualität verheißt!«

Je stärker aber die Idealisierung, desto größer ist die Angst vor dem Umschlagen ins Negative, ins Verschlingend-Weibliche. Deshalb muss die Asymmetrie der Beziehung mit allen Mitteln vom Therapeuten aufrechterhalten werden, nur so können narzisstische Persönlichkeiten die extreme Ambivalenz einem solchen archaischen Mutterobjekt gegenüber aushalten. Die sexuelle Beziehung gewährt Raum für die Phantasie, mit dem Selbstobjekt verschmolzen omnipotent zu sein, dabei müssen aber Kontrolle und Machtausübung über das »Objekt« sowie seine Beherrschung erhalten bleiben. So erklären sich einige auffällige Besonderheiten in der Beziehungsgestaltung, die meist zwanghaft ritualisierte Züge annimmt und keinesfalls erlaubt, dass das Sexualobjekt, die Patientin, als realer Mensch bedeutsam wird, ebenso wie diese auch den Therapeuten nicht in seinem sonstigen Lebenszusammenhang kennenlernen und erleben darf. Daher entsteht auch der Eindruck der Nähe von diesen Beziehungen zur sexuellen Perversion, denn es ist ein Ritual, das Kontrolle bedeutet, notwendig; deshalb auch die oft entsetzte Verwirrung der Patientinnen, die sich nicht als Person gemeint fühlen können, die die Analyse verloren, aber keinen »wirklichen« Geliebten gewonnen haben. Der Therapeut muss Sexualität zur Abwehr symbiotischer Ängste im Sinne der sexuellen Perversion funktionalisieren, das heißt, mithilfe des sexuellen Rituals wird die Beziehung kontrolliert, um die gefürchtete Verschmelzung zu vermeiden.

Die Ambivalenz des Therapeuten, der die Grenze zum sexuellen Missbrauch überschreitet, beschreibt eine Patientin so:

> »Sehr bald tauchte […] das Problem von Nähe und Distanz auf, wohlgemerkt: das Problem des Therapeuten. ›Es war ein immer wiederkehrender Zyklus. In einer Stunde ließ er große Nähe zu, in der nächsten Stunde war er total distanziert. […] Ein ständiges Wechselbad. Ich wußte nie, woran ich war. Dabei konnte er jederzeit so tun, als wäre nichts, obwohl er mir dauernd Angebote machte. Im Zweifelsfall hätte ich ihn eben falsch verstanden.‹« (Heyne, 1991, S. 86).

Einerseits wird der sexuelle Kontakt als Erlösung aus dem Zustand narzisstischer Bedürftigkeit ersehnt und ja auch hergestellt, andererseits darf das weibliche Objekt nicht übermächtig-verschlingend werden. Die starre, ritualisierte, stets unverändert wiederholte Form des sexuellen Kontakts, die der Analytiker von Joëlle Augerolles (1989/90) zwanghaft praktizierte, wirft ein Licht auf die frühen oralen Sehnsüchte und gleichzeitig auf sein Kontrollbedürfnis. Der Analytiker ist in diesem Fall monoman auf zwei Bereiche fixiert, ungezählte Male streichelt er die Brüste und Brustwarzen der Patientin und verlangt von ihr Fellatio, indem seine Hand mit festem Griff ihren Nacken hält, sodass er die Aktivität regulieren und steuern kann. Andere Formen des zärtlichen oder sexuellen Kontakts lehnt er schroff ab, immer wieder drückt er seine Angst vor einem Orgasmus aus. Ich denke, hier wird in stereotyper Weise die Verbindung zur mütterlichen Brust gesucht und in der erregenden Berührung der Brust der Patientin gefunden. In der Umkehr der Rollen von Mutter und Säugling und als Ausdruck der Aufhebung der Grenze zwischen ihnen wird nun der Penis zu einer Brust für den Mund der Patientin – des Säuglings. Die Patientin fragt schließlich schon immer: »Wollen Sie meinen Mund?« (ebd., S. 114) – Der Penis will den Mund, der Mund will die Brust, Mutter und Säugling sind ununterscheidbar geworden. Die Angst vor dem Orgasmus ist die Angst vor Verschmelzung, deshalb reguliert die eigene Hand den Grad der Erregung – nur nicht ausgeliefert sein; den wiederholt geäußerten Wunsch der Patientin, in sie einzudringen, lehnt er teils schroff, teils verschämt ab.

Die Symbioseangst des Therapeuten ist meines Erachtens ebenso groß wie die entsprechende Sehnsucht, deren Macht die professionellen Grenzen überrollt hat. Die Literatur über sexuelle Beziehung in Therapien ist voller Hinweise, auf wie vielfältige Weise die Bedrohung abgewehrt werden muss. Das auffälligste Moment besteht in der scheinbaren Aufrechterhaltung des therapeutisch-analytischen Settings, das aus gutem Grund, nämlich dem der Grenzsetzung und -bewahrung, rituellen Charakter hat, der eigentlich die Patientin schützen soll, nun aber dem Kontrollbedürfnis des Therapeuten dient. Nach Beginn der sexuellen Beziehung verabschieden sich die Akteure des Dramas: »Nach genau 45 Minuten trennen wir uns, wie gewohnt. ›Au revoir, Madame.‹ ›Au revoir, Monsieur.‹«, wie uns Anonyma (v. Petersdorff, 2003, S. 54) berichtet. Die nächste Sitzung:

> »Er öffnet mir höflich wie gewohnt die Tür. Wir geben uns höflich die Hand: Madame, Monsieur. Im Sprechzimmer gehe ich unbefangen auf ihn zu und will ihn umarmen. Er weist mich zurück. Ich verstehe nicht, was das zu bedeuten hat. Ich will mich nicht hinlegen. Ich bleibe auf meinem Stuhl sitzen. Ungewöhnlich ernst fordert er mich auf, mich hinzulegen. Schließlich gehorche ich ihm widerwillig. Ich will ihm sagen, daß wir unmöglich so tun können, als wäre nichts geschehen« (ebd.).

Der Analytiker bestimmt Zeit und Raum, die Kontakte finden ausschließlich in den Praxisräumen statt. Das Aufrechterhalten des Settings vonseiten des Analytikers bedeutet meines Erachtens die absolute Notwendigkeit für ihn, die Näheregulation in der Hand zu behalten. Die Regelung der Finanzierung gehört natürlich zum analytischen Rahmen, der die Professionalität der Beziehung definiert; so schützt sie erst einmal die Patientin. Die Bedeutung des Honorars liegt in unserem Zusammenhang aber nun darin, dass es ein weiteres Bollwerk gegen die vom Analytiker gefürchtete Nähe ist. Bates und Brodsky (1990 [1989], S. 96) zitieren eine Patientin: »Allerdings mußte ich ihm die vollen Sitzungen zahlen, obwohl wir nicht mehr meine Probleme bearbeiteten, da sie durch die Behandlung seiner Probleme verdrängt worden waren.« Bei Augerolles (1989/90) gibt es endlose Diskussionen um die Krankenkassenfinanzierung der »Liebesstunden«; Anonyma (Petersdorff, 2003, S. 73) schreibt resigniert: »Und am Monatsende legte ich verlegen sein Honorar auf den Silberteller auf dem kleinen runden Tisch.«

Ebenso muss die Analytikerrolle, koste es, was es wolle, aufrechterhalten bleiben, dadurch entstehen oft bizarre Situationen, die wieder den Zynismus, die ganze Hypokrisie, die ganze Heuchelei des Analytikers, auf die ja Ferenczi (1964 [1933]) in ähnlichem Zusammenhang hingewiesen hat, enthält. Die Aufrechterhaltung eines autoritären Interpretationsstils dient ebenfalls der Näheregulation. Die Beispiele karikaturhaften Analytikerverhaltens sind zahllos. Zum Beispiel Augerolles (1989/90, S. 78): »Als ich dicht vor ihm stand, fragte er mich: ›Warum haben Sie Angst?‹« Und an anderer Stelle: »Mein Verlangen nach ihm wächst, und ich sage ihm das, füge aber hinzu: ›Sie sind ein verbotener Mann.‹ – ›Warum?‹, fragt er.« Auch im Bericht der Anonyma (Petersdorff, 2003, S. 24): Die Analysandin bemerkte einmal, dass der Analytiker eingeschlafen ist, und auch, dass er aus dem Schlaf aufgeschreckt ist. »›Sie haben geschlafen.‹ ›Warum wollen Sie, dass ich schlafe?‹ ›Ich will nicht, dass Sie schlafen, aber Sie haben geschlafen!‹«

Und wiederum aus Gründen der Abwehr der Symbioseangst muss die Patientin unbedingt ein unpersönliches Objekt bleiben; geradezu erschüttert klingen die Kämpfe der beiden französischen Autorinnen (Augerolles, 1989/90; v. Petersdorff, 2003), den Analytiker-Geliebten zu bewegen, sich auch einmal außerhalb der Praxis oder bei sich zu Hause zu treffen – vergeblich. Hier ist die Nähe zur sexuellen Perversion besonders deutlich. Das Liebesobjekt wird zum »Als-ob-Übergangsobjekt« (Khan, 1983 [1968], S. 14) gemacht, sodass es vom Subjekt kontrolliert werden kann. Wieder sind zahlreiche Beispiele dieser Art der Ding-Objekt-Behandlung in der Literatur zu finden, unter der die Patientinnen leiden müssen. »Fast alle Frauen, die ich interviewte, berichteten, sich [...] ›wie ein Möbelstück behandelt gefühlt‹ zu haben, nachdem sie ihre sexuelle Beziehung mit ihrem Ausbilder begonnen hatten« (Rutter, 1991 [1989], S. 178). Das Sexualobjekt wird als vom sexuell Perversen selbst geschaffen erlebt im Sinne eines Pygmalion-Komplexes; besonders die Lehranalysandin wird vom Analytiker leicht als »Selbst-Erschaffen« gesehen werden: die Bedeutung der narzisstischen Phantasie vom selbsterschaffenden Objekt: »Wahrscheinlich stehen [...] diffuse Phantasien von einem analytischen Kind, einem selbstgeschaffenen Werk, einer eigenen Schöpfung, einer adäquaten Partnerin, einer allseitig akzeptierten, vielleicht sogar bewunderten künftigen Kollegin und ähnlichem im Vordergrund« (Grunert, 1989, S. 219).

Das Doppelgesicht der Patientin im Erleben des Analytikers, der einer ambivalenten Mutterübertragung auf die Patientin erlegen ist, zeichnete ein betroffener Kollege in einem Brief, den er mir nach einem Vortrag über das Thema »Sexueller Missbrauch in der Psychotherapie« schrieb:

> »Eine sensible Analysandin wird dies genau spüren, und sie braucht in solchen Augenblicken großer Bedürftigkeit ihres Analytikers ihm nur zu signalisieren: ›Eigentlich bin nur *ich* es, der dich versteht, nur ich! Und du, mein Analytiker, spürst es längst.‹ [...] Sie braucht ihm dann nur noch

genügend Honig um den Mund zu schmieren: ›Du bist doch, ich weiß es, *Mann*, du bist mein Pygmalion …‹«

Dann aber wendet sich das Blatt, das Bild der Frau kippt in der Vorstellung des Kollegen ins Dämonisch-Böse:

> »In Wirklichkeit ist es tragisch. Denn früher oder später krachen diese Beziehungen zusammen, und zwar meistens dann, wenn die Analysandin, die einen väterlichen Mann in ihrem Analytiker sah, […] nun plötzlich sieht, daß sie es mit einem Menschen zu tun hat, der auch kleiner Junge ist, auch zuweilen narzißtisch bedürftig, und in den meisten Fällen wird sie ihn dann irgendwann abrupt fallenlassen, angewidert.«

Der Täter als Opfer einer männermordenden Frau. Der größte empfundene Schaden:

> »Seine Mutter-Imago – die Imago der guten Mutter in ihm – ist zerstört, oft für immer. Er wird Weiblichkeit, Mütterlichkeit, künftig nicht anders als Fallenstellerei interpretieren und, vielleicht paranoid-ängstlich, Frauen nun wirklich nicht mehr gut analysieren können.«

Hier zeigt sich eine übergroße »Angst vor dem Weib«, vor einer derart bemächtigenden Mutter-Imago, sodass man zu verstehen beginnt, wie notwendig Macht und Kontrolle sind. Man kann das Bedürfnis der Machtausübung auch als Rache an einer solchen Mutterfigur verstehen, die in der Patientin gesehen werden mag. Derart verstrickte Psychotherapeuten vergessen aber, mit welcher phantasmatischen Hoffnung die sexuelle Beziehung von ihnen eingegangen worden war, nämlich mit der Erwartung höchsten Verschmelzungsglücks, sie sehen nur, dass die Mutter-Göttin sich in eine mächtige Teufelin verwandelt hat.

Narzissmus der weiblichen Opfer

Natürlich sind, allerdings legitimerweise, auch die Patientinnen bedürftig; das narzisstische Defizit des Therapeuten trifft kollusiv auf die Bedürftigkeit der Patientin (Hirsch, 1993). »Er beginnt, mehr von sich zu erzählen, er weiht mich ein, er zieht mich ins Vertrauen. Und ich fühle mich mit einem Mal wichtig« (Heyne, 1991, S. 22). Ähnlich schreibt

Augerolles (1989/90, S. 79). »Ein einziger Wunsch beherrscht mich: In Sachs' Armen geborgen zu sein und zu schlafen. Ich möchte ihn jeden Tag sehen, in ihm versinken, von ihm gefüttert werden, nur noch für ihn da sein.« Eine andere Patientin berichtet:

> »Es gab eine Stunde, in der er mich liebevoll tröstend in den Arm genommen hat. Nach dieser Stunde schrieb ich ihm: Schöner als alle erotischen Phantasien ist die Vorstellung, einmal so in Ihren Armen einschlafen zu dürfen. Wahrhaft kindlich. Aber darum ging es ja eigentlich. Um den guten Vater« (Heyne, 1991, S. 91).

Anonyma (1988, S. 61) sieht ihre Situation vor dem Beginn des Missbrauchs als die eines vertrauensvollen Kindes: »Wie ein kleines Mädchen, das auf den Knien des Vaters sitzt und sich vertrauensvoll an ihn schmiegt, war ich voll Hingabe. Ich dachte, ich könnte diesem Mann voll und ganz vertrauen, daß er mir nie wehtun würde.«

Die Bedürftigkeit des narzisstischen Therapeuten und seine Ansprüche an die Patientin als einer idealisierten, jugendlichen Mutterfigur, die sein Defizit heilen soll, indem sie als strahlende Kindfrau seinen Penis bewundert, treffen auf die Sehnsucht der ähnlich bedürftigen Patientin, deren Selbstwertproblematik sehr häufig mit einem ungenügenden Gefühl sicherer weiblicher Identität zusammenhängt, sodass sie in einer Art Vater-Sehnsucht eine Ergänzung, eine Ausfüllung ihres Defizits durch Teilhabe an der idealisierten Männlichkeit einer Vaterfigur in der Therapie anstrebt.

Auch auf der Seite des Opfers gibt es Gefühle der Macht und den narzisstischen Gewinn daraus, wenn auch die reale Macht immer auf der Seite des Analytikers bleibt. Das Machtgefühl entsteht aus dem überraschenden Erleben, dass der Therapeut schwach ist, bedürftig, kränkbar, auch eifersüchtig, von der Patientin und ihrer Zuwendung abhängig. Anonyma (1988, S. 97) schreibt einmal: »Ich hatte damals alle Fäden in der Hand, Macht über den Raum um Couch und Sessel, und war doch gleichzeitig vollkommen machtlos.« Eine Patientin sagte: »Ich begriff, daß die Weise, in der ich mich als Opfer erlebte, und mein Verhalten Männern gegenüber, von denen ich mich abhängig fühlte, eine Quelle der Macht für mich bedeutete« (Bates & Brodsky, 1990 [1989], S. 136).

Vater-Übertragung, Mutter-Übertragung – manchmal kann man sie gar nicht unterscheiden. Anonyma (1988, S. 12) beschreibt ihr Glücksgefühl:

»Aber die Verführung durch den Analytiker ist vielleicht viel mehr eine Verführung durch die Mutter. [...] Das Hochgefühl, das man in einer Analyse am Anfang erlebt, ist sehr viel weniger das Glücksgefühl mit dem Vater, dessen Intensität variabel, weniger berauschend, aber solider ist als das euphorische Fusionsgefühl, die Ekstase der ersten Beziehung mit der Mutter, das ›Ich-Alles‹ ist, und dann ›Ich-Nichts‹ werden kann.«

Eine solche Sehnsucht, mit der archaischen, Glück bringenden Mutter zu verschmelzen, stellt aber auch für die Patientin eine Bedrohung dar; Anonyma (v. Petersdorff, 2003, S. 139) schreibt am Ende ihres Berichts: »Alles oder nichts, Gnade oder Bestrafung, die absolute Macht in der Hand eines einzigen Wesens, in der Hand dessen oder derer, die in unserem Unbewussten die archaische Mutter, die Mutter unserer allerersten Lebensjahre ersetzt hat.« Kommt es zum sexuellen Kontakt, treten bei der Patientin archaische Ängste auf, die ich als panisches Erschrecken vor der Realisierung der symbiotischen Wünsche verstehe, noch potenziert durch die Verwirrung über das Überschreiten der Sicherheit gebenden Inzestschranke. Ein Rettungsversuch scheint mir der oft zähe Kampf der Patientin zu sein, wenigstens einen Geliebten zu bekommen, der sie als individuellen Menschen achtet und wahrnimmt, um die Übertragung in eine reale Beziehung zu verwandeln und dadurch zu legitimieren, ein Kampf, der aussichtslos erscheint, wie wir gesehen haben. Wenn auch eine Kollusion zwischen den narzisstischen Ausbeutungsbedürfnissen des Analytikers und der illusionären Vater-Mutter-Sehnsucht der Patientin, die beide sich Heilung der narzisstischen Wunde durch Sexualität versprechen, anerkannt werden muss, so liegt die Verantwortung, das Agieren der Wünsche zu verhindern, immer bei dem Therapeuten, wie auch der Schaden, die Zerstörung in aller Regel die Patientin trifft.

Das Wesen der Destruktion liegt in einem Angriff auf die Grenzen der Patientin und in der pervertierten Antwort auf das kindliche Kontaktangebot, die kindliche Geste der Patientin, indem entsprechend der *Sprachverwirrung* Ferenczis (1964 [1933]) der Begriff der unschuldigen Liebe vom Analytiker gewaltsam umgedeutet und mit der Bedeutung »erwachsener« Sexualität versehen wird, genau wie beim familiären Inzest (vgl. Hirsch, 2013 [1987]).

Aber nicht genug damit; wie wir gesehen haben, stiftet der Analytiker Verwirrung, wenn er aus seinem übergroßen Kontrollbedürfnis die Rollen zwischen Liebhaber und Analytiker abrupt wechselt; ist die Distanz zu groß, ist er der Erstere, wird es ihm zu nah, geht er wieder analytisch zurückhaltend auf Abstand. Anonyma (v. Petersdorff, 2003, S. 100) wird verführt, nachdem sie sich eine Zeit lang nicht gesehen haben, durch die leidenschaftlichen Worte: »›Wir treffen uns gleich in Paris. Ich muss dich unbedingt sehen. Sofort. Ich bebe vor Ungeduld [...]. Komm schnell, ich warte auf dich.‹« Gleich nach ihrem Wiedersehen jedoch: »Er weicht aus. Er bleibt ungreifbar, unbegreifbar, und verhält sich weiterhin so, als wäre er mein Analytiker. Als wäre ich immer noch bei ihm in Analyse.« Eine andere Analysandin möchte mit dem Analytiker über ihre Beunruhigung über die entstandene sexuelle Beziehung mit ihm sprechen: »›Ist denn eine solche Beziehung während der Analyse in Ordnung?‹ Er erwidert: ›Auf diesem Gebiet gibt es keine Regeln. [!] Es hilft Ihnen aber zu reden.‹« (Augerolles, 1989/90). Hier ist er der Analytiker, der vorgibt zu wissen, dass es keine Grenzen gibt; die Wissende ist aber eigentlich die Patientin, wie ihre Frage zeigt.

Eine Konfusion von Realität und Phantasie sowie die oben beschriebene Rollenumkehr ist ein zusätzlicher Ich-Grenzen destabilisierender Faktor; in der Rollenumkehr gibt sich der Analytiker als unglückliches Kind, das Versorgung fordert. Mit dem abrupten Wechsel der Rollen des Analytikers korrespondiert natürlich ein entsprechender Wechsel der Identität der Patientin, die sich sozusagen beeilt, eine komplementäre Rolle zu übernehmen – die Geliebte, dann wieder die Patientin, dann die sorgende Mutter –, um den Mann nicht zu verlieren. Im Grunde hat sie ihn bereits verloren, er ist kein Analytiker mehr, aber ist auch unfähig, eine verlässliche Beziehung zweier Liebender entstehen zu lassen, sodass eine ungeheure Angst entsteht, nicht nur alleingelassen zu werden, sondern wieder dem verfolgenden inneren Objekt ausgeliefert zu sein.

Literatur

Adler, Hildegard (1997). Sexualisierte Übertragung als Abwehr von Scham und Selbstverlust. *Z. psychoanal. Theor. Prax., 12*, 378–391.

Akoluth, Margarete (2004). *Unordnung und spätes Leid*. Würzburg: Königshausen & Neumann.

Altmeyer, Martin (2011). Soziales Netzwerk Psyche. Versuch einer Standortbestimmung der modernen Psychoanalyse. *Forum Psychoanal. 27*, 107–127.

Anonyma (1988). *Verführung auf der Couch*. Freiburg: Kore.

Anzieu, Didier (1991 [1985]). *Das Haut-Ich*. Frankfurt am Main: Suhrkamp.

Augerolles, Joëlle (1989/90). *Mein Analytiker und ich. Tagebuch einer verhängnisvollen Beziehung*. Frankfurt am Main: Fischer.

Bak, Robert (1973). Being in love and object loss. *Int. J. Psycho-Anal. 54*, 1–7.

Balint, Michael (1966 [1937]). Frühe Entwicklungsstadien des Ichs. Primäre Objektliebe. In ders, *Die Urformen der Liebe und die Technik der Psychoanalyse*. Stuttgart: Klett.

Barthes, Roland (1988 [1977]). *Fragmente einer Sprache der Liebe*. Frankfurt am Main: Suhrkamp.

Bates, Carolin M. & Brodsky, Annette M. (1990 [1989]). *Eine verhängnisvolle Affäre*. Paderborn: Junfermann.

Bauriedl, Thea (1998). Ohne Abstinenz stirbt die Psychoanalyse. *Forum Psychoanal., 14*, 342–363.

Bergmann, Martin (1994 [1987]). *Eine Geschichte der Liebe. Vom Umgang des Menschen mit einem rätselhaften Gefühl*. Frankfurt am Main: Fischer.

Berliner, Bernhard (1947). On some psychodynamics of masochism. *Psychoanal. Quart., 16*, 459–471.

Bittner, Günter (1998). Liebe in der Analyse – ein Fall für den Staatsanwalt? Überlegungen zum »Gesetzesvorhaben gegen sexuellen Missbrauch in der Psychotherapie«. *Forum Psychoanal., 14*, 301–311.

Blum, Harold (1973). The concept of erotized transference. *J. Am. Psychoanal. Assoc., 21*, 61–75.

Bolognini, Stefano (1994). Transference: erotised, erotic, loving, affectionate. *Int. J. Psychoanal., 75*, 73–86.

Bolognini, Stefano (2008). »Ein schwieriges Geschenk« – Psychoanalytische Haltung zwischen Anerkennung des Sexuellen und elterlicher Zuwendung. In Gertraut Schlesinger-Kipp & Heinrich Vedder (Hrsg.), *»Gefährdete Begegnung – Psychoanalytische Arbeit im Spannungsfeld von Abstinenz und Intimität«. DPV-Frühjahrstagung 2008*. Frankfurt am Main: Geber & Reusch.

Bonasia, Emanuele (2001). The countertransference: erotic, erotised and perverse. *Int. J. Psycho-Anal., 82*, 249–262.

Bowlby, John (1975 [1969]). *Bindung. Eine Analyse der Mutter-Kind-Beziehung*. München: Kindler.

Buñuel, L. (Regisseur). (1953). *Er [El]* [Film]. Mexiko: Ultramar.

Casement, Patrick J. (1982). Some pressures on the analyst for physical contact during the reliving of an early trauma. *Int. Rev. Psycho-Anal., 9*, 279–286.

Chused, Judith F. (1997). Discussion of »Observing, participation, mutual enactment and the new classical models« by Irwin Hirsch, Ph. D. *Contemp. Psychoanal., 33*, 263–277.

Coen, Stanley J. (1994). Barriers to love between patient and analyst. *J. Am. Psychoanal. Assoc., 42*, 1107–1135.

Cormier, Bruno, Kennedy, Miriam & Sangovitz, Jadwiga (1962). Psychodynamics of father-daughter incest. *Can. Psychiat. Assoc. J., 7*, 203–217.

Cremerius, Johannes (1984). Die psychoanalytische Abstinenzregel. *Psyche – Z. Psychoanal. 38*, 769–800.

DPV (2006). Psychoanalytische Berufsethik der Deutschen Psychoanalytischen Vereinigung. *DPV-Info, 40*, 9–12.

Eckert, Jochen, Dulz, Birger & Makowski, Corinna (2000). Die Behandlung von Borderline-Persönlichkeitsstörungen. *Psychotherapeut, 45*, 271–285.

Ehlert, Martin & Lorke, Beate (1988). Zur Psychodynamik der traumatischen Reaktion. *Psyche – Z. Psychoanal., 42*, 502–532.

Erdheim, Mario (2005). Das Traumatisierende an der Macht. In Anne Springer, Alf Gerlach & Anne-Marie Schlösser (Hrsg.), *Macht und Ohnmacht*. Gießen: Psychosozial-Verlag.

Ermann, Michael (1993). Grenzen und Grenzüberschreitung. Über Phantasie und Handeln in der psychoanalytischen Begegnung. In *Grenzüberschreitungen in der Psychoanalyse. Kongressband der DPG*. Göttingen.

Ferenczi, Sándor (1964 [1933]). Sprachverwirrung zwischen den Erwachsenen und dem Kind. In ders., *Bausteine zur Psychoanalyse III* (2. Aufl., S. 511–525). Bern, Stuttgart, Wien: Huber.

Ferenczi, Sándor (1988 [1985]). *Ohne Sympathie keine Heilung. Das klinische Tagebuch von 1932*. Frankfurt am Main: Fischer.

Ferro, Antonino (2002). Interpretation, Dekonstruktion, Erzählung oder die Beweggründe von Jaques. *Psyche – Z. Psychoanal., 56*, 1–19.

Fonagy, Peter, Gergely, György, Jurist, Elliot L. & Target, Mary (2004 [2002]). *Affektregulierung, Mentalisierung und die Entwicklung des Selbst*. Stuttgart: Klett-Cotta.

Fox, Richard P. (1984). The principle of abstinence reconsidered. *Int. Rev. Psycho-Anal., 11*, 227–236.

Freud, Sigmund (1905d). Drei Abhandlungen zur Sexualtheorie. In ders., *GW V*, 27, S. 33–145.

Freud, Sigmund (1912b). Zur Dynamik der Übertragung. In ders., *GW VIII*, S. 364–374.
Freud, Sigmund (1913f). Das Motiv der Kästchenwahl. In ders., *GW X*, S. 24–37.
Freud, Sigmund (1914c). Zur Einführung des Narzissmus. In *GW X*, S. 137–170.
Freud, Sigmund (1914g). Erinnern, Wiederholen und Durcharbeiten. Weitere Ratschläge zur Technik der Psychoanalyse II. In ders., *GW X*, S. 126–136.
Freud, Sigmund (1915a). Bemerkungen über die Übertragungsliebe. (Weitere Ratschläge zur Technik der Psychoanalyse III). In ders., *GW X*, S. 306–321.
Freud, Sigmund (1915c). Triebe und Triebschicksale. In ders., *GW X*, S. 210–232.
Freud, Sigmund (1921c). Massenpsychologie und Ich-Analyse. In ders., *GW XIII*, S. 71–161.
Freud, Sigmund (1923b). Das Ich und das Es. In ders., *GW XIII*, S. 237–289.
Freud, Sigmund (1926d). Hemmung, Symptom und Angst. In ders., *GW XIV*, S. 111–205.
Freud, Sigmund (1931b). Über die weibliche Sexualität. In ders., *GW XIV*, S. 517–537.
Gabbard, Glen O. (1994a). Commentary on papers by Tansey, Hirsch, and Davies. *Psychoanal. Dialogues, 4*, 203–213.
Gabbard, Glen O. (1994b). Sexual excitement and countertransference love in the analyst. *J. Am. Psychoanal. Assoc., 42*, 1083–1106.
Gabbard, Glen O. (2003). Misslungene psychoanalytische Behandlungen suizidaler Patienten. *Z. psychoanal. Theor. Prax., 18*, 170–188.
Gabbard, Glen O. & Lester, Eva P. (1995). *Boundaries and boundary violations in psychoanalysis*. New York: Basic Books.
Gambaroff, Marina (1997). Abwehr der destruktiven Dimension in der Gegenübertragungsliebe. In Kurt Höhfeld & Anne-Marie Schlösser (Hrsg.), *Psychoanalyse der Liebe*. Gießen: Psychosozial-Verlag.
Goethe, Johann W. v. (1996 [1824]). Marienbader Elegien. In ders., *Goethes Werke. Band 1: Gedichte und Epen I* (Hamburger Ausg. in 14 Bde.; 16. durchges. Aufl.). Textkrit. durchges. u. komment. v. Erich Trunz. München: C. H. Beck.
Goethe, Johann W. v. (2005 [1814]). Selige Sehnsucht. In ders., *Goethes Werke. Band 2: Gedichte und Epen II* (Hamburger Ausg. in 14 Bde.; 17. Aufl.). Textkrit. durchges. u. komment. v. Erich Trunz. München: C. H. Beck.
Goethe, Johann W. v. (2005 [1795/96]). Wilhelm Meisters Lehrjahre. In ders., *Goethes Werke. Band 7: Romane und Novellen II* (Hamburger Ausg. in 14 Bde.; 15. Aufl.). Textkrit. durchges. u. komment. v. Erich Trunz. München: C. H. Beck.
Gorkin, Michael (1985). Varieties of sexualized countertransference. *Psychoanal. Rev., 72*, 421–440.
Grubrich-Simitis, Ilse (1995). Vom Konkretismus zur Metaphorik. In Martin S. Bergmann, Milton E. Jucovy & Judith S. Kestenberg (Hrsg.), *Kinder der Opfer – Kinder der Täter. Psychoanalyse und Holocaust*. Frankfurt am Main: Fischer.
Grunert, Johannes (1989). Intimität und Abstinenz in der psychoanalytischen Allianz. *Jahrb. Psychoanal., 25*, 203–235.
Gutheil, Thomas G. & Gabbard, Glen O. (1993). The concept of boundaries in clinical practice. Theoretical and risk-management dimensions. *Am. J. Psychiat., 150*, 188–196.
Heimann, Paula (1950). On countertransference. *Int. J. Psycho-Anal., 31*, 81–84.

Heine, Heinrich (1997 [1823]). Die Heimkehr. In ders., *Buch der Lieder*. München: Deutscher Taschenbuch Verlag.

Henningsen, Franziska (1993). »In diese Hölle will ich nicht.« Zur Psychoanalyse eines Homosexuellen mit latenter Perversion. *Z. psychoanal. Theor. Prax., 8*, 374–388.

Henseler, Heinz (1974). *Narzißtische Krisen. Zur Psychodynamik des Selbstmords*. Reinbek: Rowohlt.

Herrmann, Sebastian (2017). Wie siehst du denn aus? Das Gesicht gilt als Fenster zur Seele. *Süddeutsche Zeitung*, 15./16.7.2017, S. 38.

Herzog, James M. (1980). Sleep disturbance and father hunger in 18- to 28-month-old boys: The Erlkönig syndrome. *Psychoanal. Stud. Child., 35*, 219–236.

Heyne, Claudia (1991). *Tatort Couch*. Zürich: Kreuz.

Hirsch, Mathias (1985). Zur Psychodynamik und Familiendynamik realen Inzests. *Forum Psychoanal., 1*, 223–238.

Hirsch, Mathias (1988). Pseudo-ödipale Dreiecksbeziehungen – Frühe Triangulierung der Borderline-Persönlichkeit. *Forum Psychoanal., 4*, 139–152.

Hirsch, Mathias (1993). Zur narzißtischen Dynamik sexueller Beziehung in der Therapie. *Forum Psychoanal., 9*, 303–317.

Hirsch, Mathias (1996). Zwei Arten der Identifikation mit dem Aggressor – nach Ferenczi und nach Anna Freud. *Prax. Kinderpsychol. Kinderpsychiat., 45*, 198–205.

Hirsch, Mathias (1997). Über Gegenübertragungsliebe. In Kurt Höhfeld & Anne-Marie Schlösser (Hrsg.), *Psychoanalyse der Liebe*. Gießen: Psychosozial-Verlag.

Hirsch, Mathias (1998). Überlegungen zum Wesen der Analyse, zum analytischen Raum und zur Überschreitung seiner Grenzen. Eine Erwiderung auf »Liebe in der Analyse – ein Fall für den Staatsanwalt?« von Günther Bittner. *Forum Psychoanal., 14*, 312–318.

Hirsch, Mathias (2001). Multiple Traumatisierung und sexualisierte Übertragung. *Forum Psychoanal., 17*, 38–50.

Hirsch, Mathias (2004). *Psychoanalytische Traumatologie – Das Trauma in der Familie – Psychoanalytische Theorie und Therapie schwerer Persönlichkeitsstörungen*. Stuttgart: Schattauer.

Hirsch, Mathias (2008a). *»Liebe auf Abwegen« – Spielarten der Liebe im Kino aus psychoanalytischer Sicht*. Gießen: Psychosozial-Verlag.

Hirsch, Mathias (2008b). *Die Matthäus-Passion Johann Sebastian Bachs. Ein psychoanalytischer Musikführer*. Gießen: Psychosozial-Verlag.

Hirsch, Mathias (2012). *»Goldmine und Minenfeld« – Liebe und sexueller Machtmissbrauch in der analytischen Psychotherapie und in anderen Abhängigkeitsverhältnissen*. Gießen: Psychosozial-Verlag.

Hirsch, Mathias (2013 [1987]). *Realer Inzest. Psychodynamik des sexuellen Missbrauchs in der Familie* (3., überarb. Aufl. der Neuausg. v. 1999). Gießen: Psychosozial-Verlag.

Hirsch, Mathias (2016). *Mütter und Söhne – blasse Väter. Sexualisierte und andere Dreiecksverhältnisse*. Gießen: Psychosozial-Verlag.

Hirsch, Mathias (2017a). »Aber wie wäre denn Frühling ohne den Tod?« Morte a Venezia – Tod in Venedig. In Bernhard Strauß & Swetlana Philipp (Hrsg.). *Wilde*

Erdbeeren auf Wolke neun. Ältere Menschen im Film. Berlin, Heidelberg: Springer.

Hirsch, Mathias (2017b [1997]). *Schuld und Schuldgefühl. Zur Psychoanalyse von Trauma und Introjekt* (7., überarb. Aufl.). Göttingen: Vandenhoeck & Ruprecht.

Hohage, Roderich (1997). Das erotische Element in der Liebe. In Kurt Höhfeld & Anne-Marie Schlösser (Hrsg.), *Psychoanalyse der Liebe*. Gießen: Psychosozial-Verlag.

Hollender, Marc H. (1971). Hysterical personality. *Comm. Contemp. Psychiat., 1*, 17–24.

Kernberg, Otto F. (1978 [1975]). *Borderline-Störungen und pathologischer Narzissmus*. Frankfurt am Main: Suhrkamp.

Kernberg, Otto F. (1988 [1985]). *Innere Welt und äußere Realität. Anwendungen der Objektbeziehungstheorie*. München, Wien: Verlag Internat. Psychoanalyse.

Kernberg, Otto F. (1994). Liebe im analytischen Setting. *Psyche – Z. Psychoanal., 48*, 808–826.

Kernberg, Otto F. (1999). Persönlichkeitsentwicklung und Trauma. *Persönlichkeitsstörungen, 3*, 5–15.

Khan, Masud M.R. (1983 [1968]). Die Wiedergutmachung am Selbst als idealisiertem inneren Objekt. In ders. (1979), *Entfremdung bei Perversionen*. Frankfurt am Main: Suhrkamp.

Khan, Masud M.R. (1988 [1975]). Der Groll des Hysterikers. *Forum Psychoanal., 4*, 169–176.

Kind, Jürgen (1992). *Suizidal. Die Psychoökonomie einer Suche*. Göttingen: Vandenhoeck & Ruprecht.

Körner, Jürgen & Rosin, Ulrich (1985). Das Problem der Abstinenz in der Psychoanalyse. *Forum Psychoanal., 1*, 25–47.

Krutzenbichler, Sebastian & Essers, Hans (2010). *Übertragungsliebe. Psychoanalytische Erkundungen zu einem brisanten Phänomen*. Gießen: Psychosozial-Verlag.

Kumin, Ivrie (1985/86). Erotic horror. Desire and resistance in the psychoanalytic situation. *Int. J. Psychoanal. Psychother., 11*, 3–20.

Laplanche, Jean (1996 [1992]). Von der Übertragung und ihrer Provokation durch den Analytiker. In ders., *Die unvollendete kopernikanische Revolution in der Psychoanalyse*. Frankfurt am Main: Fischer.

Lichtenberg, Joseph (2009). Sinnlichkeit, Sexualität und Liebe: Aus der Perspektive des 21. Jahrhunderts. *Frühjahrstagung 2009 der Selbstpsychologen*. Dreieich.

Löwer-Hirsch, Marga (2017 [1998]). *Sexueller Missbrauch in der Psychotherapie. Fallgeschichten und Psychodynamik* (überarb. Neuaufl.). Gießen: Psychosozial-Verlag.

Maccarone, Angelina. (Regisseurin). (2011). *The Look*. Deutschland, Frankreich: Prounenfilm, Tag/Traum, Les films d'ici.

Mann, David (1999 [1997]). *Psychotherapie: eine erotische Beziehung*. Stuttgart: Klett-Cotta.

Mann, Thomas (1991). *Tagebücher 1949–1950*. Hrsg. v. Inge Jens. Frankfurt am Main: Fischer.

Marahrens-Schürg, Christa (1993). »Niemals sind wir ungeschützter als wenn wir lieben …« (S. Freud) – Männliche Übertragungsliebe weiblich gesehen. In

Grenzüberschreitungen in der Psychoanalyse. Dokumentation der DPG-Arbeitstagung 1993 in Göttingen.

Marmor, Judd (1976). Some psychodynamic aspects of the seduction of patients in psychotherapy. *Am. J. Psychoanal., 36,* 319–323.

Massing, Almuth & Wegehaupt, Hartmut (1987). Der verführerische und verführte Analytiker. Bemerkungen zur sexuellen Gegenübertragung. In Almuth Massing & Inge Weber (Hrsg.), *Lust & Leid, Sexualität im Alltag und alltägliche Sexualität.* Berlin, Heidelberg: Springer.

McDougall, Joyce (1985 [1978]). *Plädoyer für eine gewisse Anormalität.* Frankfurt am Main: Suhrkamp.

McDougall, Joyce (1986). Identifizierungen, neuartige Bedürfnisse und neuartige Formen von Sexualität. *Psyche – Z. Psychoanal., 40,* 1007–1029.

Menninger, Karl (1958). *Theory of psychoanalytic technique.* New York: Basic Books.

Modell, Arnold H. (1990). *Other times, other realities.* Cambridge, MA, London: Harvard Univ. Press.

Moser, Tilmann (1990). Verrat in inniger Umschlingung. Eine Gefühlskatastrophe aus der Frühzeit der Psychoanalyse. In ders., *Das zerstrittene Selbst. Berichte, Aufsätze, Rezensionen.* Frankfurt am Main: Suhrkamp.

Moser, Tilmann (1991). Der Körper in der Psychotherapie und die Angst vor der Sexualisierung. *Praxis Psychother. Psychosom., 36,* 283–296.

Müller, Wilhelm (o. J. [1824]). Winterrreise. In *Schubert-Album.* Leipzig: Steingräber.

Müller, Wilhelm (o. J. [1823]). Die schöne Müllerin. In *Schubert-Album.* Leipzig: Steingräber.

Ogden, Thomas (1997). *Analytische Träumerei und Deutung. Zur Kunst der Psychoanalyse.* Wien, New York: Springer.

Person, Ethel S. (1990 [1988]). *Lust auf Liebe. Die Wiederentdeckung des romantischen Gefühls.* Reinbek: Rowohlt.

Person, Ethel S. (1994 [1985]). Die erotische Übertragung bei Frauen und Männern: Unterschiede und Folgen. *Psyche – Z. Psychoanal., 48,* 783–807.

Petersdorff, Christa v. (2003). *Anonyma. Verführung auf der Couch. Eine Niederschrift.* Gießen: Psychosozial-Verlag.

Pfannschmidt, Hansjörg (1987). Das Erleben von Patient und Analytiker bei der Übertragung ödipal-inzestuöser Impulse. *Forum Psychoanal., 3,* 205–214.

Pfannschmidt, Hansjörg (1997). Der Körper der Übertragungsliebe. In Kurt Höhfeld & Anne-Marie Schlösser (Hrsg.), *Psychoanalyse der Liebe.* Gießen: Psychosozial-Verlag.

Pfannschmidt, Hansjörg (1998). Der »Gebrauch der Lüste« in der Analysestunde. *Forum Psychoanal., 14,* 364–384.

Pfannschmidt, Hansjörg (2014). Erotik, Erotisierung. In Wolfgang Mertens (Hrsg.), *Handbuch psychoanalytischer Grundbegriffe* (4. überarb. u. erw. Aufl.). München: Kohlhammer.

Platon (1958 [o. J.]). Phaidros. In ders., *Sämtliche Werke Bd. 4.* Reinbek: Rowohlt.

Puschkin, Alexander (1995 [1833]). *Eugen Onegin* (3. Aufl.). Zürich: Manesse.

Ramshorn Privitera, Angelika (2013). Die Abstinenzregeln in der psychoanalytischen

Behandlungstechnik. Versuch einer Differenzierung. *Psyche – Z. Psychoanal., 67,* 1191–1211.

Rank, Otto (1998 [1924]). *Das Trauma der Geburt*. Gießen: Psychosozial-Verlag.

Reik, Theodor (1965 [1945]). *Geschlecht und Liebe*. München: Kindler.

Reik, Theodor (1985). *Von Liebe und Lust. Über die Psychoanalyse romantischer und sexueller Emotionen*. Frankfurt am Main: Fischer.

Reimer, Christian (1990). Abhängigkeit in der Psychotherapie. *Praxis Psychother. Psychosom., 35,* 294–305.

Rupprecht-Schampera, Ute (1997). Das Konzept der frühen Triangulierung als Schlüssel zu einem einheitlichen Modell der Hysterie. *Psyche – Z. Psychoanal., 51,* 637–664.

Rutter, Peter (1991 [1989]). *Verbotene Nähe. Wie Männer mit Macht das Vertrauen von Frauen missbrauchen*. Düsseldorf: Econ.

Sabourin, Pierre (1985). Nachwort. In Sándor Ferenczi, *Ohne Sympathie keine Heilung. Das klinische Tagebuch von 1932*. Hrsg. v. J. Dupont. Frankfurt am Main: Fischer.

Sandler, Anne-Marie (2007). Reaktionen der psychoanalytischen Institutionen auf Grenzverletzungen – Masud Khan und Winnicott. In Sylvia Zwettler-Otte (Hrsg.), *Entgleisungen in der Psychoanalyse*. Göttingen: Vandenhoeck & Ruprecht.

Sandler, Joseph (1976). Gegenübertragung und Bereitschaft zur Rollenübernahme. *Psyche – Z. Psychoanal., 30,* 297–305.

Schlesinger-Kipp, Gertraud (2008). Einführung in die Tagung. In Gertraud Schlesinger-Kipp & Heinrich Vedder (Hrsg.), *Gefährdete Begegnung – Psychoanalytische Arbeit im Spannungsfeld von Abstinenz und Intimität. DPV-Frühjahrstagung 2008*. Frankfurt am Main: Geber & Reusch.

Schikaneder, Emanuel (1979 [1791]). *Die Zauberflöte. Peters-Textbücher*. Leipzig: Edition Peters.

Searles, Harold (1959). Oedipal love in the countertransference. *Int. J. Psycho-Anal., 40,* 180–190.

Seidler, Günter H. (2014). Identifizierung. In Wolfgang Mertens (Hrsg.), *Handbuch psychoanalytischer Grundbegriffe* (4. überarb. u. erw. Aufl.). München: Kohlhammer.

Shostrom, Everett (1964). *Three approaches to psychotherapy* [Lehrfilm]. https://www.youtube.com/watch?v=24d-FEptYj8 (01.04.2018).

Stendhal, Henri (1981 [1822]). *Über die Liebe. Essay*. Zürich: Diogenes.

Slakter, Edmund (1987). *Countertransference*. Northvale, NJ, London: Jason Aronson.

Smirnoff, Victor (1988). Die Gegenübertragung. So lebt der Analytiker. *Jahrb. Psychoanal., 22,* 9–35.

Stoller, Robert J. (1979 [1975]). *Perversion – Die erotische Form von Hass*. Reinbek: Rowohlt.

Süskind, Patrick (2005). *Über Liebe und Tod*. Zürich: Diogenes.

Swartz, Jacob (1967). The erotized transference and other transference problems. *Psychoanal. Forum, 3,* 307–318.

Tartt, Donna (2015 [2013]). *Der Diestelfink*. München: Goldmann.

Todorov, Alexander (2017). *Face Value: The irresistible influence of first impressions*. Princeton, NY: Princeton Univ. Press.

Twemlow, Stuart W. & Gabbard, Glen O. (1989). The lovesick therapist. In Glen O. Gabbard (Hrsg.), *Sexual exploitation in professional relationships.* Washington, DC: Am. Psychiat. Press.

Visconti, L. (Produzent/Regisseur). (1971). *Tod in Venedig [Morte a Venezia]* [Film]. Italien: N. Alfa.

Winnicott, Donald W. (1960 [1954]). Primäre Mütterlichkeit. *Psyche – Z. Psychoanal., 14,* 393–399.

Winnicott, Donald W. (1969). The use of an object. *Int. J. Psychoanal., 50,* 711–716.

Winnicott, Donald W. (1973 [1971]). *Vom Spiel zur Kreativität*. Stuttgart: Klett-Cotta.

Winnicott, Donald W. (1974a [1958]). Psychoanalyse und Schuldgefühle. In ders., *Reifungsprozesse und fördernde Umwelt*. München: Kindler.

Winnicott, Donald W. (1974b [1963]). Die Entwicklung der Fähigkeit der Besorgnis (concern). In ders., *Reifungsprozesse und fördernde Umwelt*. München: Kindler.

Wolf, Ernest (1992). On being a scientist or a healer: Reflections on abstinence, neutrality and gratification. *Ann. Psychoanal., 20,* 115–144.

Wrye, Harriet. K. & Welles, Judith K. (1994). *The narration of desire. Erotic transferences and countertransferences.* Hillsdale, NJ, London: Analytic Press.

Psychosozial-Verlag

Mathias Hirsch

»Goldmine und Minenfeld«

Liebe und sexueller Machtmissbrauch in der analytischen Psychotherapie und anderen Abhängigkeitsbeziehungen

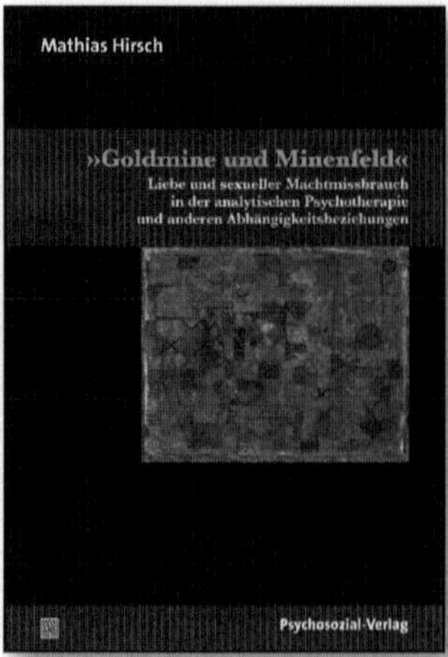

2012 · 241 Seiten · Broschur
ISBN 978-3-8379-2221-9

Liebe in Psychotherapie und Psychoanalyse und die Überschreitung der Grenzen der therapeutischen Beziehung durch sexuellen Missbrauch sind zwei noch immer tabuisierte Bereiche.

Die Übertragungsliebe war von Beginn an ein Markenzeichen der Psychoanalyse (»Goldmine«), allerdings erliegen immer wieder Psychoanalytiker und Psychotherapeuten ihrer sexuellen Gegenübertragung, indem sie sie in eine reale sexuelle Beziehung wandeln (»Minenfeld«). Werden narzisstische Größenphantasien und sexualisierte Macht gegenüber Abhängigen ausgelebt, hat dies stets katastrophale Folgen – oft für beide Beteiligten.

Mathias Hirsch befasst sich im vorliegenden Buch mit dem Spektrum der Liebe in der therapeutischen Beziehung und der Überschreitung ihrer Grenzen. Die Täter-Opfer-Dynamik wird erarbeitet und die Parallelen zum familiären sexuellen Missbrauch und zur sexuellen Ausbeutung in reformpädagogischen und konfessionellen Institutionen werden verdeutlicht: Die Verantwortung liegt immer bei dem, der seine Professionalität verrät, sie liegt aber auch bei den Institutionen, die oft die Täter schützen und die Opfer vernachlässigen.

Walltorstr. 10 · 35390 Gießen · Tel. 0641-969978-18 · Fax 0641-969978-19
bestellung@psychosozial-verlag.de · www.psychosozial-verlag.de

Mathias Hirsch

Mütter und Söhne – blasse Väter

Sexualisierte und andere Dreiecksverhältnisse

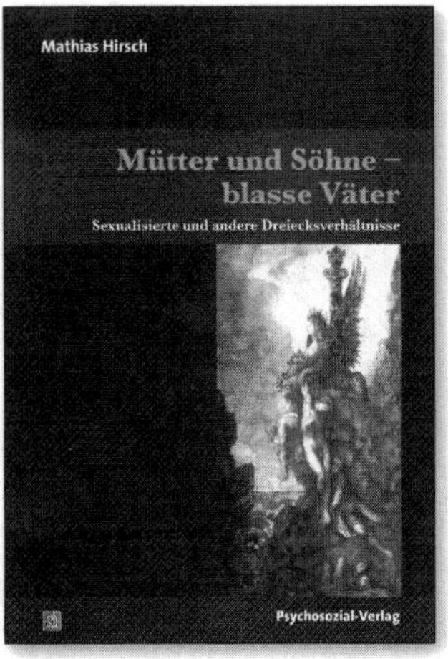

2016 · 182 Seiten · Broschur
ISBN 978-3-8379-2602-6

Mathias Hirsch widmet sich in dem vorliegenden Buch der sexualisierten Übergriffigkeit von Müttern auf ihre Söhne. Er beschreibt differenziert die Psychodynamik und die traumatischen Folgen einer inzestuösen Nähe zur Mutter, die durch einen abwesenden oder schwachen Vater begünstigt wird. Der inzestuös gebundene Sohn muss als Erwachsener entweder Macht über sein Liebesobjekt ausüben, um damit die panische Angst vor Nähe, die durch die ursprüngliche Traumatisierung entstanden ist, abwehren zu können, oder er begibt sich in eine masochistische Position und identifiziert sich mit der Opferrolle.

Mit der Schilderung seiner ausführlichen und anschaulichen Falldarstellungen lässt Hirsch die LeserInnen an seiner reichen klinischen Erfahrung teilhaben und vermittelt wertvolle Hinweise, wie mit solchen PatientInnen therapeutisch umgegangen werden kann. Damit knüpft der Autor an sein wegweisendes Buch über den »realen Inzest« an, in dem er 1987 als einer der ersten Psychoanalytiker den Vater-Tochter-Inzest als reales, zu schweren Traumatisierungen führendes Ereignis untersuchte.